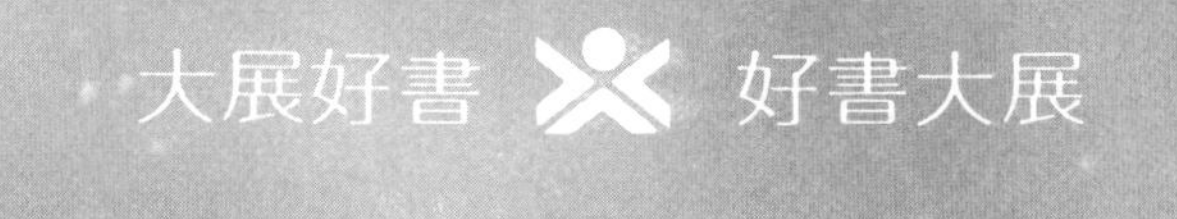
大展好書
好書大展

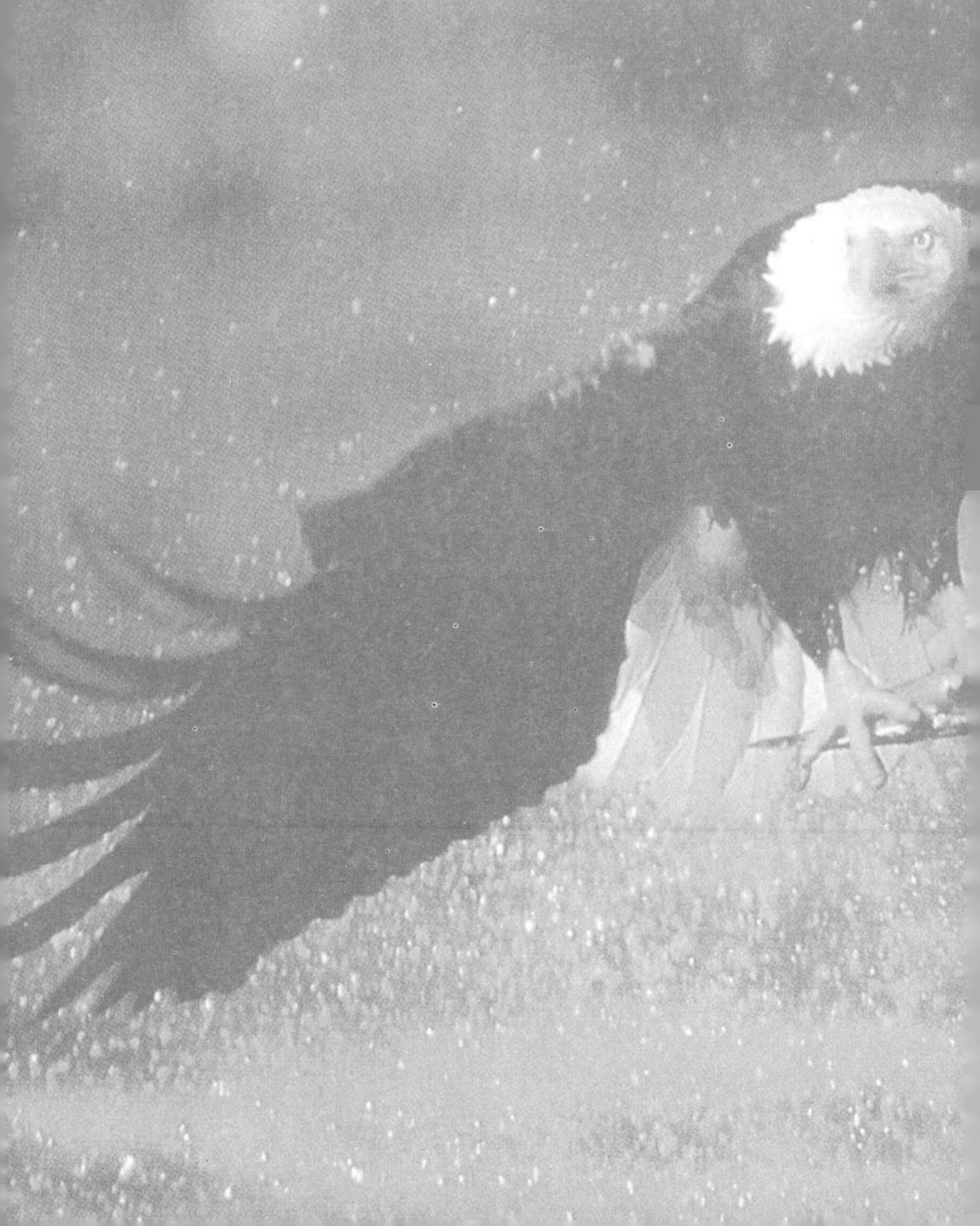

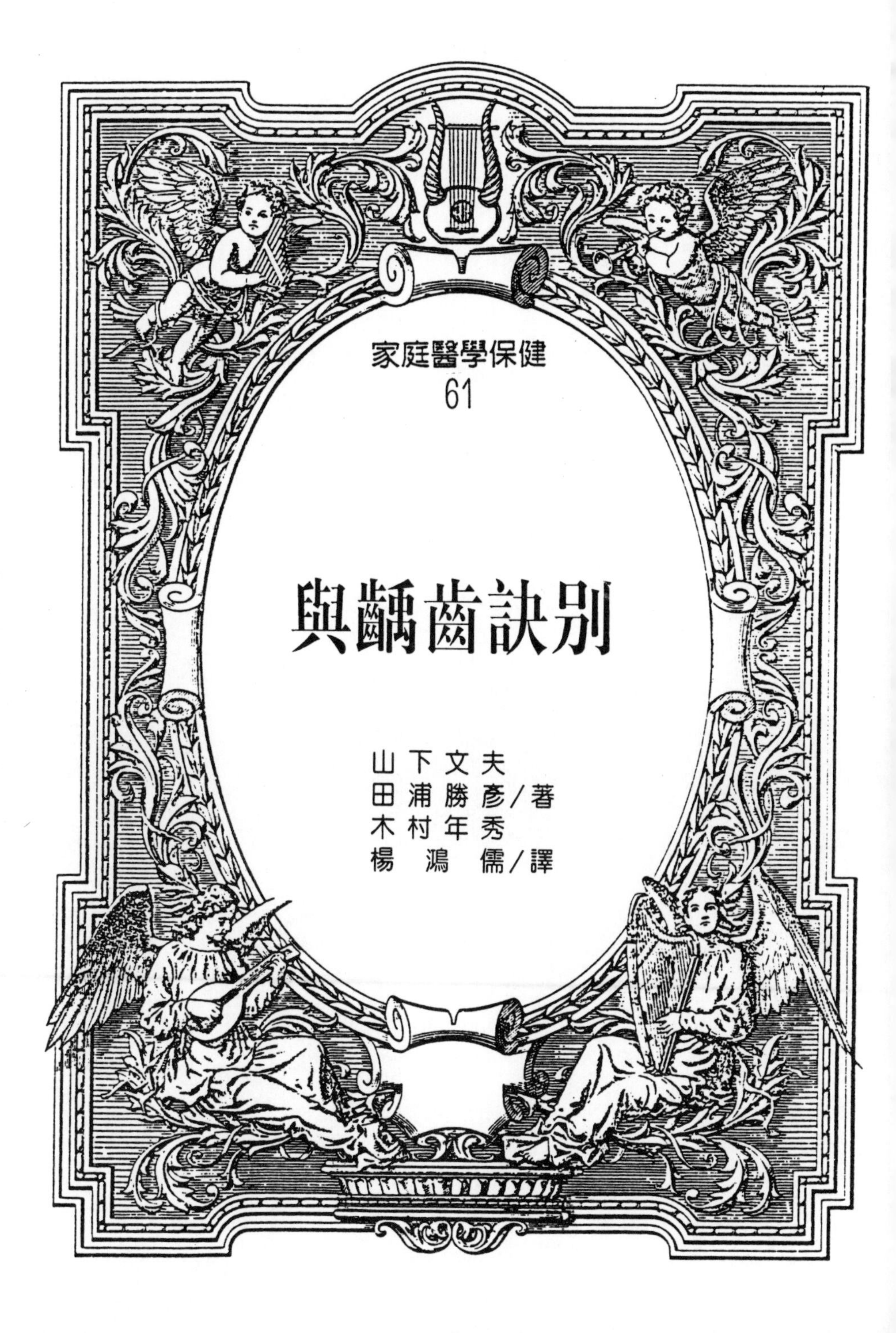

家庭醫學保健

61

與齲齒訣別

山下文夫
田浦勝彥／著
木村年秀
楊鴻儒／譯

齲齒在國外已經成爲過去的疾病了——(自序)

健康乃從飲食開始，飲食的機能由健康的牙齒來保持，我們該如何保持身體的整體健康呢?可見，蛀牙的預防顯得格外重要。

以前，大多數人認為齲齒預防即是刷牙和限制甜食，甚至連許多牙科醫師也有同樣的想法，所以一般民衆的常識不足也不足為奇了。目前，齲齒在國外已經成為過去的疾病了;這些國家目前仍然在各地區如火如荼地展開自來水氟化的行動，其以自來水氟化來預防齲齒已經成為一種常識，當地齒科醫師會與衛生所等相關人士持續地提供正確的資訊活動，成果斐然。

另外，日本人對於砂糖的攝取量並沒有想像的多，而刷牙也實行地非常徹底。但是，奇怪的是許多人裝有義齒的狀況增加，如同對於現代人發出警訊，所以加以思考並且提筆書寫此書，以其對國人發出警告。其實，齲齒預防大部分應該是個人的責任;但是，真正的責任應該歸屬於誰?本書則提出了新的思考方式和更多新的資訊，讓所有的讀者一起思考並參與行動。

如果能讓所有閱讀此書的讀者健康，則是作者的最大榮幸。

推薦文

漢城大學醫學系預防齒科主任教授、韓國政府自來水氟化推行委員會委員長

金鐘培博士（韓國）

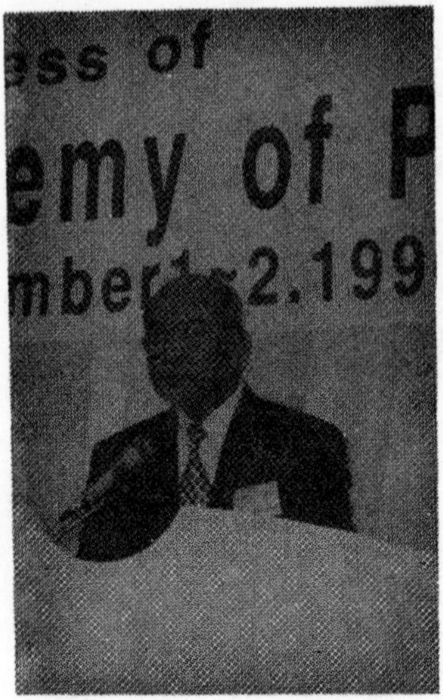

無論何時何地，人們都在尋找屬於自己的幸福，但若只是食衣住行方面獲得滿足，則並非是真正的幸福，唯有擁有健康才是真正的幸福，其中口腔健康又佔了非常重要之地位。

自來水氟化是根據自然的方法在水中添加適當濃度的氟，如今已經成為都市地區的齲齒預防方法，同時還有學校中所推行的氟漱口的齲齒預防法，都正在韓國積極地展開。

自來水氟化或是氟漱口等公共衛生性預防方法，比個人在牙科醫院中接受預防治療更有效果。韓國在西元一九七四年於學校實施了氟漱口，於西元一九八一年開始實施自來水氟化，作者聽說日本尚未開始實施自來

水氟化，但是自來水氟化對於預防齲齒非常有幫助，所以我奉勸要及早實施。

非常期待這次山下先生、田浦先生以及木村先生決定出版這本書籍。在這本書的內容之中，明確地表達以及說明了在外國早已實施的自來水氟化，和氟預防法的重要性。

自來水氟化不但具有「有效性、安全性、經濟性、簡便性」等特點，同時也具有人人皆能獲得氟之恩惠的「平等性」。所以這本書必能使人充分地了解氟的優點。

所以，我個人極力推薦人們要好好地閱讀這本優良書籍。

推薦文

美國國立齒科衛生研究所（ＮＩＤＲ）教育專門官

愛莉絲・弗洛維茲博士（美國）

氟第一次被人類所利，其用途在於預防齲齒，而氟的各種齲齒預防法，現今已在世界各國被廣泛地運用，尤其在自然狀態於水中，添加適當濃度的氟之自來水氟化，在五十年前即有相關性的研究報告。自來水氟化是具有安全性又有效的預防法，並且相關性研究報告數量之多，恐怕是其他公共衛生預防法所

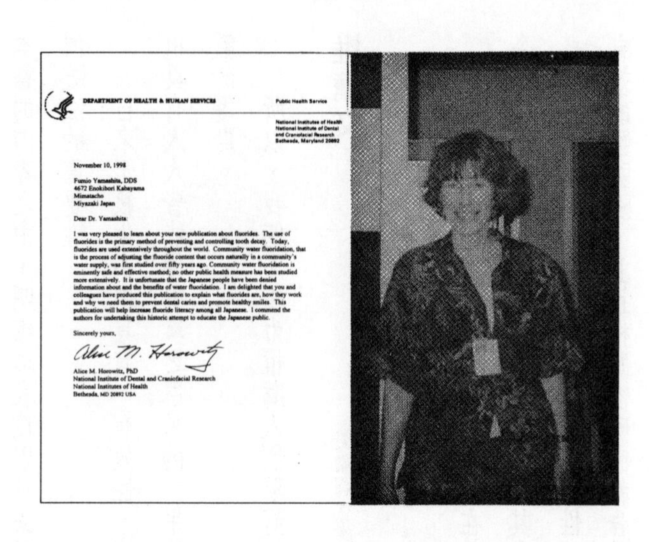

DEPARTMENT OF HEALTH & HUMAN SERVICES

Public Health Service

National Institutes of Health
National Institute of Dental
and Craniofacial Research
Bethesda, Maryland 20892

November 10, 1998

Fumio Yamashita, DDS
4672 Enokibori Kabayama
Mimatacho
Miyazaki Japan

Dear Dr. Yamashita:

I was very pleased to learn about your new publication about fluorides. The use of fluorides is the primary method of preventing and controlling tooth decay. Today, fluorides are used extensively throughout the world. Community water fluoridation, that is the process of adjusting the fluoride content that occurs naturally in a community's water supply, was first studied over fifty years ago. Community water fluoridation is eminently safe and effective method; no other public health measure has been studied more extensively. It is unfortunate that the Japanese people have been denied information about and the benefits of water fluoridation. I am delighted that you and colleagues have produced this publication to explain what fluorides are, how they work and why we need them to prevent dental caries and promote healthy smiles. This publication will help increase fluoride literacy among all Japanese. I commend the authors for undertaking this historic attempt to educate the Japanese public.

Sincerely yours,

Alice M. Horowitz

Alice M. Horowitz, PhD
National Institute of Dental and Craniofacial Research
National Institutes of Health
Bethesda, MD 20892 USA

無法比擬。

但是，在日本方面，自來水氟化的偉大恩惠並沒有任何人提供其資訊，非常令人遺憾。所以，必須有人對於氟相關的齲齒預防法作詳細的介紹，「氟的效果」、「為什麼氟對於齲齒的預防有必要性？」以及「為健康展開笑容」等主題，而山下先生們的這種著作即是在此背景下產生，令我非常喜悅。

這本書必然能使人對於氟提高關心度。而我將極力支持提供正確資訊，以及歷史知識的山下先生。

目錄

第二章 正確地了解齲齒

第三章 有關「氟素」的基本常識

第四章 氟素齲齒預防法的種類與方法

第五章 普及於全世界的氟素預防效果

第六章 氟素不能在日本普及化的理由

第一章

世界常識不通行於日本的齲齒對策

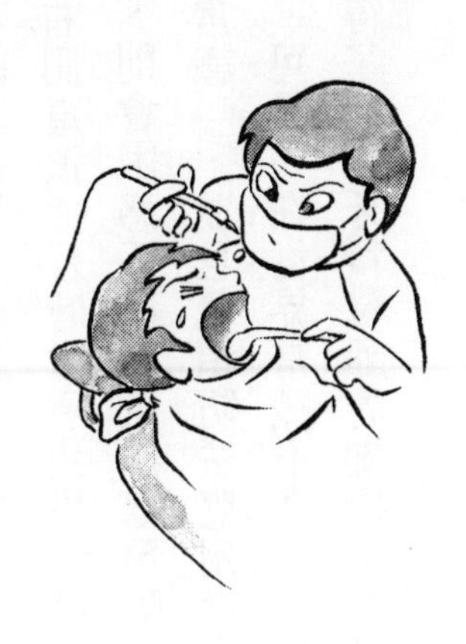

(1) 常識的陷阱

日本山口縣中的護欄多半是黃色的，而除了山口縣，在日本各地方中的護欄則多半是白色的，所以當山口縣人前往其他縣市看見白色的護欄時，因爲與平常所見的顏色不相同，而感到非常奇怪。

又如同在美國的車輛乃通行於右側車道，而日本的車輛是通行於左側車道。因爲日本人習慣車輛通行於左側車道，所以對於車輛在右側車道通行時會感到恐懼萬分。

由此可見，當自己的常識不同於眼前的常識時，則會困惑不已。而齲齒預防的情形也是如此。在世界中「以氟爲齲齒預防法爲基本常識」，並且氟預防法應用世界的先進國家之中，已經改善了孩童們的嚴重齲齒問題。可是，在世界常識不通行的日本之中，「齲齒預防時並不需要使用氟」的觀念，獲得了許多牙科醫師的支持；對於外國人而言，日本的齒科界是令人難以了解的世界。

在這種情況之下，人民當然無法選擇預防齲齒的最佳方法——氟預防法。而齲齒成爲日本人所無法避免之疾病，也許可以及早受到齒科醫師的診療，也許年老時得裝上義齒。可見，日本已經落後世界各國了！

⑵ 美國與日本的大差距

美國國立齒科衛生研究所所長與宮崎縣齒科醫師會會長之發言

二十一世紀即將來臨，美國國立齒科衛生研究所（NIDR）前所長哈洛特·雷曾經發言說：「西元二〇〇〇年即將來臨，希望能達成驅逐齲齒的目標。」

由於研究的進步和國家適當的施政策略，包含美國的許多國家於西元一九九〇年開始，「蛀牙的病患日漸稀少」成爲一般化現象。而即使是利用氟的高手，但孩子仍有半數以上具有罹患齲齒的經驗。

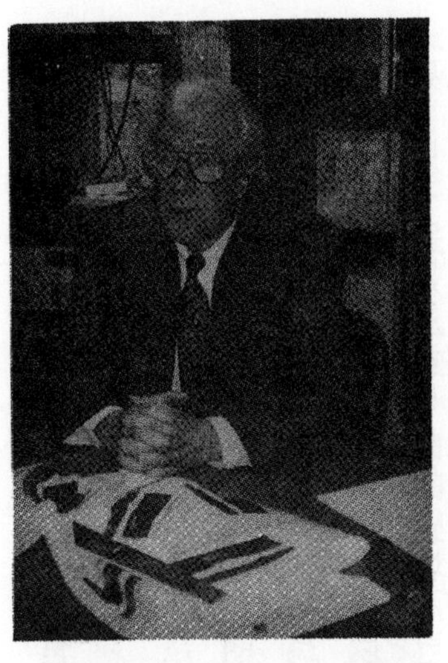

哈洛特·雷—NIDR 前所長

許多不希望罹患齲齒的人，紛紛前往齒科醫師處接受診療，因而非常相信齒科醫師所言的注意事項，拼命地進行甜食控制。

在一九八一年十二月的宮崎縣縣議會中，採用了作者山下等人的請願「積極地推行氟預防法」。話雖如此，在一九八八年六月四日（齲齒預防日）的宮崎日日新聞的

「人物」專欄中，刊載了當時擔任宮崎縣齒科醫師會會長的野村靖夫，有關「對齲齒的早期治療最爲重要」之發言內容。

他自信滿滿地傳授預防蛀牙的秘訣：「只要牙齒稍微疼痛或者具有違和感的同時，趕緊和齒科醫師商量，以便早期發現早期治療。如此反覆進行。」

可是，「預防乃以不發生蛀牙爲原則才是啊！」

各位在閱讀本書的過程之中可以了解，牙科醫師所言的早期發現早期治療之反覆結果，只不過是加速牙齒的毀壞而已。

該篇的記者又寫道：「野村先生說自己牙齒只剩三顆，其他都是假牙，因此能深刻體會到牙齒的重要性。」因此，假使我們以野村先生的方式來預防蛀牙，恐怕會使牙齒損壞得更快；保護牙齒健康的齒科醫師會會長的見識，也不過如此而已。

「初期的齲齒不需要鋸牙，如果將公共衛生的氟預防法加以推廣，以不必要上齒科診所進行治療爲上策，更加努力地保護全國國民的口腔健康。」這種觀念尚未成爲日本齒科界的基本常識。

(3) 日本輪的沉沒

現今，日本社會的經濟狀況正值所謂的泡沫經濟，可以說是日本輪的沉沒危機。

中國有一詩句「國破山河在」，但是日本並非因爲戰爭失敗而國家敗亡，多半是因爲國家擔當者（政治家、官僚、銀行和金融家等）的不負責任之行爲，以及使用大量公款爲失敗事件擦屁股，就好像是用有破洞的水桶舀出侵入於日本輪的海水。

數年前，日本東京有兩件信用合作社事件，讓國家內部大爲騷動。財政部長也曾經保證說「不會再有不祥的事態發生」，而使用大量公款補償國民的損失。然而，言由在耳，但是金融界一再重複的承諾仍然付諸流水。如果負債如等比級數遊戲一般二倍、四倍的增加還好，但是飛躍式的增加才誇張；剛開始以億元爲單位時還好，但是現在的負債已經超過數十兆元，甚至國民也麻木地見怪不怪了。

引起問題的金融界關係者有一部分被逮捕，但是政治家都裝作若無其事的樣子；而官員中被逮捕的人，是沒有重大責任的課長職位以下的下級官僚，權大位高的上級官僚沒有人出面負責，反而在退休之後獲得巨額的退休金，並且如同天將似地被派遣到各種待遇豐厚的單位工作，渡過後半輩子。

例如，有一位上級官員爲了掩藏山一證券的損失，被貶職而「派遣到澳洲」或是「停止公司營運」。另外，雖然財政部的官員們處理事件失敗，但是其長年以來在業界獲得大量金錢與接待，卻在毫無追究其責任下，終結了此一事件。

聽說日本有很多三流的政治家，但是「輔佐役」的官員則是世界一流；此外，隨著日本泡沫經濟的擴大，政治家和官僚素質隨之更為降低。

其實，當國家危急存亡之際，更是官僚們展現能力的最佳時機，政治家和佐輔役可以幫助安定民心。但是，經濟危急的時刻，竟然還需要仰賴民間力量，可說是將其內部運作的混亂曝曬在青天白日之下。

其實，齒科領域中最令人遺憾的是，政界、官界以及齒科業界的相互勾結；政治家、衛生署、齒科界對於國民的對應完全相同。另外，我們對於牙齒疼痛和龐大的牙齒醫療費的恐怖都有經驗，並且對牙齒常忐忑不安，而牙齒治療費更像是注入無底洞一般。

(4) 孩童齲齒在世界各國中已經成為過去的疾病

在一九七〇年代，日本已經擠身進入先進之國家，並且備受世界大國之讚賞；但是，在預防齲齒方面，則讓有心人士皺眉。

政治家因為收到政治獻金而保護齒科業界的利益；官僚為了部分的利益而忽略國家

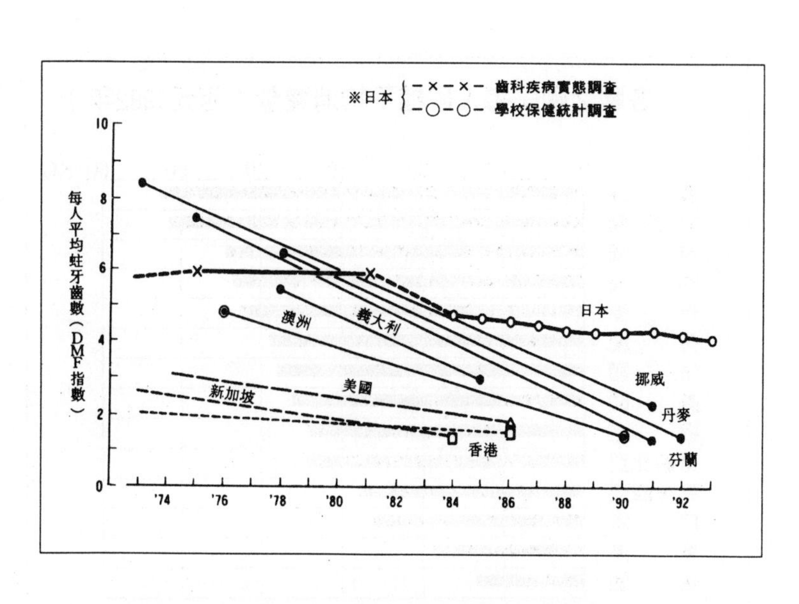

表① 世界各國十二歲兒童之齲齒的逐年比較

利益，為了私人利益而忽略部分的利益，充分發揮他們的權力。政治家以及官僚的目光完全沒有注意到國民的需求，政界、官界、業界的官商勾結現象沒被指摘出來。其結果使得氟素預防法的世界常識在日本居於非常識的地位。

由表①、②可知，先進國家的每人平均砂糖消費量比日本還要多。相反的是，齲齒卻有日趨減少的傾向。如此，令我們不禁懷疑衛生署，以及牙科醫師，怎麼敢推卸責任對我們說「蛀牙是國民個人的責任」。

「世界常識的氟素」之發現為二十世紀的齲齒預防帶來了大的變革。二十世紀前半葉，在歐洲、美洲以及大洋洲各國之

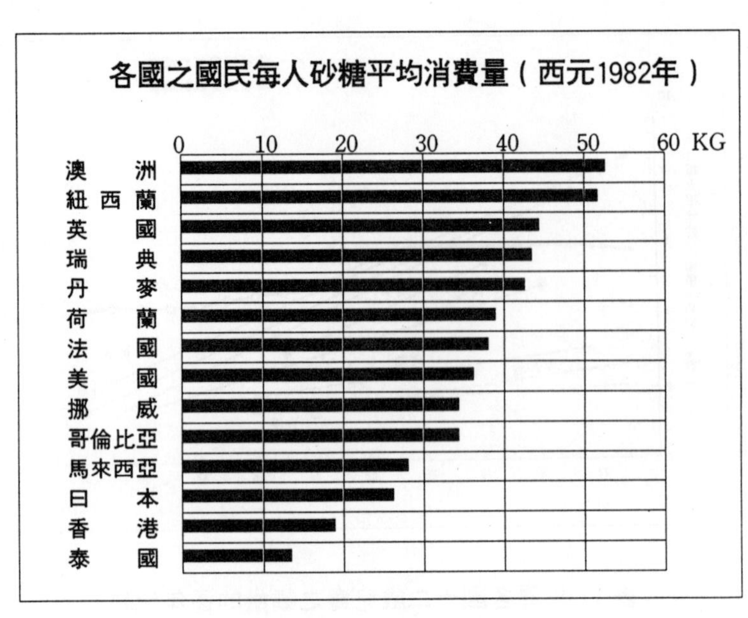

表② 砂糖消費量之比較

中，對於齲齒仍然相當的困擾。甚至許多在第一次世界大戰以及第二次世界大戰的年輕士兵們，牙齒的狀況也非常的嚴重。

像笑話一般，許多年輕人將蛀掉的臼齒拔除之後，再以無法咬碎食物的理由使兵役不合格，而成爲國家的嚴重問題；所以，齲齒問題在於戰前的外國是嚴重的困擾之一。

在第二次世界大戰末期（一九四五年），日本不僅沒有砂糖，甚至飲食方面也難以滿足。而當時，美國方面已經開始實施以預防齲齒爲目的的自來水氟化；後來，自來水氟化在世界各國之中廣爲流傳，成爲預防齲齒效果良好的方法。

(5) 老人的齲齒預防成為世界潮流

澳洲和紐西蘭，曾經是以齲齒要早期發現、早期治療的學校牙齒保健聞名的國家；其學校牙齒保健之典範已經在昔日傳入日本，而這些國家在日本享有盛名的同時，學校的齒科護士已經發現，早期治療主義的學校牙齒保健非常有限。雖然治療率的確有所提高，但是蛀牙的情形卻毫無減少的跡象。

「蛀牙即使進行了牙齒治療也還是蛀牙」，治療過的牙齒也有可能會再度復發蛀牙，並且再治療時則危險度更為提高。所以，在自來水中添加入氟素以預防齲齒的自來水氟化於澳洲（一九五三年）和紐西蘭（一九五四年）開始實施。

其成效良好，所以紐西蘭於一九九八年的普及率是百分之五十四（二〇〇〇年的普及率目標是百分之七十），澳洲的普及率是百分之六十七，同時依靠自己眞正的牙齒飲食的老人也增加不少。一九七九年時，澳洲的七十五歲以上的無齒顎（完全沒有自己的牙齒而必須裝置義齒）佔了老人人口的百分之八十，依據澳洲的將來預測，四十年後的二〇一九年大約會減少四分之一，即減少了百分之二十。

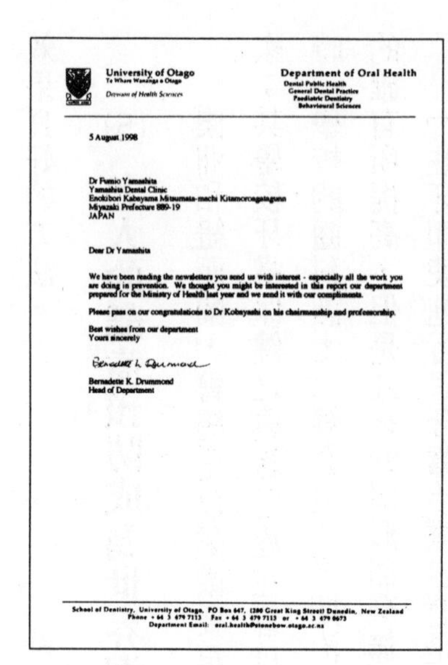

University of Otago
Te Whare Wananga o Otago
Division of Health Sciences

Department of Oral Health
Dental Public Health
General Dental Practice
Paediatric Dentistry
Behavioural Sciences

5 August 1998

Dr Fumio Yamashita
Yamashita Dental Clinic
Enokibori Kabayama Mitsumata-machi Kitamorongatagunn
Miyazaki Prefecture 889-19
JAPAN

Dear Dr Yamashita

We have been reading the newsletters you send us with interest - especially all the work you are doing in prevention. We thought you might be interested in this report our department prepared for the Ministry of Health last year and we send it with our compliments.

Please pass on our congratulations to Dr Kobayashi on his chairmanship and professorship.

Best wishes from our department
Yours sincerely

Bernadette K. Drummond
Head of Department

School of Dentistry, University of Otago, PO Box 647, (280 Great King Street) Dunedin, New Zealand
Phone +64 3 479 7113 Fax +64 3 479 7113 or +64 3 479 0673
Department Email: oral.health@stonebow.otago.ac.nz

紐西蘭歐塔大學之信函

山下先生

1998年 8月 5日

我們對於山下先生在於宮崎縣兒童牙齒保護會會報之中的報導，非常感興趣地閱讀。這本書的內容是因去年配合紐西蘭政府（衛生署）的要求，而提出「高齡者的牙齒預防策略」，相信山下先生必然會感到興趣。

牙齒預防科主任

貝那特・迪爾蒙特

以在世界各國之中最早開始自來水氟化的美國爲例，在一九五〇年至一九七〇年的二十年之間，由六十五歲到七十四歲的高齡無齒顎者之比例整整減少了一半。

同時，在紐西蘭擁有自己牙齒的高齡者增加不少，所以，對老人的蛀牙預防策略也開始提案。

現在，牙科醫師和紐西蘭政府，已經將過去只對兒童的牙齒預防經費，擴大至老人層面，其努力推行「普及化自來水氟化」，以及產生齲齒機率較高的「老人齲齒預防策略的氟漱口」。

然而，日本的八十歲高齡者，大多是擁有四至五顆自己牙齒，日本牙科醫師和衛生署等相關機構，期望八十歲高齡者能擁二十顆自己的牙齒，而運用巨額的資金於全國各地推行所謂的「8020運動」。適切地運用氟素是達成「8020運動」的必要條件，可是推行主權在於想避免運用氟的齒科指導者手上，所以達成「8020運動」的目標困難重重。

(6) 設定目標，以正確方法進行再評估結果

其實，當孩子做功課時，自然會明白地了解「爲什麼要用功」，擁有某種程度的目的意識。換言之，每個人行動之時，設定目標是最重要的任務；而在達成目標的過程之中，自己參考雙親、兄姐和老師的意見，以正確的方法進行。

其最重要的是，在努力過程之中再進行評估，如果努力無法達成理想的成績，則表示選擇的方法有錯誤；由於如此，讓孩子重新設定新的目標，再選擇好的方法，朝向目標而努力，才是聰明的孩子。

無法評估的日本齲齒預防

相信各位在這數十年之間，對於「撲滅齲齒、齲齒減半運動」等口號，已經耳濡目染。但是爲什麼無法評估日本的齲齒預防呢？衛生署和牙醫公會等的指導者「目

的」，口號非常理想，但是問題在於「品質如何」。如果徹底進行撲滅齲齒運動，則蛀牙會不覆存在，如果徹底進行齲齒減半運動，則蛀牙會減少到一半；但是奇怪的是，在日本除了集團所進行的氟素漱口爲成功的例子之外，並沒有其他的成功案例。

這些活動是由教育部、衛生署和地方政府，協助牙醫公會運用預防預算，但是都沒成功。理所當然的，過去這種「無利用氟素的預防活動」，一定是難以估計其結果，如果評估其結果則必然須變更其預防方式，這是連孩子都知道的事實。

每年的六月四日，會定期介紹有關利用氟素的齲齒預防法，可是都說其無效，可見報導機關也有問題。活動反覆失敗但卻無法進一步調查，反而隱瞞其失敗的原因，並沒有確實報導的正確態度。預防活動的資金預算是由全體國民所支付，所以對於孩童和國民來說，無法顯現成果的資金浪費，應該趕緊加以停止才對。

美國擁有目標且方法明確

美國公共衛生協會在一九九一年所出版的《建造健康地區以迎接西元二〇〇〇年》書中，記載了醫科和齒科的各種疾病以及各種預防方法。然而，又提出西元二〇〇〇年達成的目標值（普及率）。可見，美國政府乃將手段和目標值公諸於國民眼前，非常樂意與相關人士和國民一起同心協力以達成目標。

譬如：自來水氟化普及率低於百分十七的加州，在一九九五年的州議會中採行在二萬五千人以上的市區，實施在自來水中添加氟素的法案，而州長彼德威爾也為此法案署名。共同為西元二〇〇〇年的普及率，提高到百分之七十五而努力。

在美國的五大都市之中，最晚實施自來水氟化的加州洛杉磯市，在一九九八年十二月將全面徹底實施自來水氟化的新聞被刊載於洛杉磯報。同時，同報記者熱烈地採訪極力反對自來水氟化的政治社團，也採訪了持續抗爭的雅蘭塔女士、洛杉磯市牙醫公會康格南斯會長，以及在加州大學任教的海菲茲教授。

水利局局長弗利曼發表說明「為了實施自來水氟化，已經花費了最初成本預算的二倍，大約一千萬美元。今後，每年的經費是七十萬。可是一美元的預算能夠節省五十美元的齒科治療費」。同樣的介紹在美國醫師公會中也曾出現。

同時，加州健康局局長金・貝謝女士一面說明「加州現在實施了自來水氟化」，一面強調自來水氟化的安全性、有效性和必要性，並且說明「如果終生利用自來水氟化，則不須花費任何一毛錢於牙齒治療費」。而居民約有九千一百人的比克里和鎮因為其鎮民稀少，所以，州政府無法給予氟素的補助款，得依靠市區本身的預算經費來

表③ 美國公共衛生協會的目標值

	西元1989年的值	西元2000年的目標值
自來水氟化	62%	75%
專業者所使用的全身或局部之氟應用法（此非西元1989年的值，而是86至87年的值）	50%	85%
密封層（第1大臼齒，8歲）	11%	50%以上
密封層（第2大臼齒，14歲）	8%	50%以上

※密封層：無將臼齒部的蛀牙溝渠部分削平，而是採預防方式的加以封鎖。

實施自來水氟化。

已經實施了二十七年自來水氟化的長堤市水利局局長普力茲說明：「剛開始第一年的經費約十二分，而二十七年後的今天經費只不過是二十先令，完全不影響經費。」

美國爲了達成「促進國民健康」的目的，先設定其目標值，再由政治家、齒科醫師公會、大學、研究所等行政單位加以協助。

日本的政治家、牙醫公會、大學、研究所等行政單位雖然也相互協助，但是其任務是進行「阻止氟素預防法」，難怪乎，世界中的許多齒科專家會認爲「日本沒有眞正的齒科醫師存在」。

第二章

正確地了解齲齒

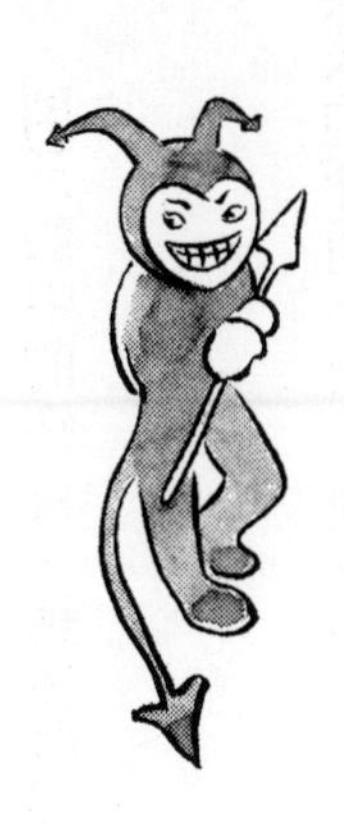

(1) 齲齒的形成

齲齒被認爲是「牙齒的鈣磷酸成分受到唾液的侵蝕，而使得牙齒受到損害的過程」，其過程又被稱爲是脫鈣作用。

此現象在於飲食的時候會發生於牙齒的表面，齒垢之中含有引起齲齒的誘發性細菌，其所分泌出的酵素在分解醣類的同時，在短時間內會變成不溶於水，或唾液的黏性物質「葡聚糖」，而黏附在牙齒表面之上。再來，逐漸增厚之齒垢中的謬湯斯菌或乳酸桿菌會分泌出酵素，醣類經酵素作用會變成乳酸，使得酸的濃度變濃，而ph值降低。如果齒垢的ph值降低五・五至五・七（臨界ph）以下，則牙齒中的鈣質、鈣磷酸等等成分會被溶解（脫鈣作用），而形成了齲齒。

下面我們將簡單地介紹關於口腔的基本常識。

齒數　五、六歲孩童的牙齒（乳齒）共有二十顆，大人的牙齒（永久齒）共有二十八顆（如果長有智齒的人總共有三十二顆牙齒）。

脫鈣　牙齒的鈣磷酸等礦物質成分，受到唾液的侵蝕而溶解。

再鈣化　溶解於唾液中的鈣磷酸的礦物質成分，再沉澱於脫鈣的牙齒部位。

牙齦炎　某種細菌或物質所引起的炎症，會造成牙齦腫脹出血。

牙周病　討厭空氣的細菌活躍時，會破壞牙齒的珐瑯質部分與牙齦連接處的組織，並且會逐漸溶解支撐牙齒的骨頭（俗稱齒槽骨）。

齲齒數　經過治療的牙齒即稱爲齲齒，齲齒和其它疾病不同，治療之後並不適用「治癒」這種字眼。

(2) 新的思想方法

初期的齲齒只用氟素和唾液可以自然痊癒

二十世紀的後半葉，對於齲齒的想法有所變化。而隨著科學研究的進步，對於齲齒的知識也有所變化。

大多數人以爲患得齲齒是理所當然的事，但是在推行利用氟素來預防齲齒的國家之中，患有齲齒的孩童愈來愈少了！

本來以爲「齲齒無法自然痊癒」，初期的齲齒可以依據再鈣化現象而自然痊癒（修復），此一事實已經被證實，而氟在當中扮演了相當重要的角色。過去，在牙科大學之中進行的實驗顯示，醫師對於齲齒束手無策、難以治癒的現象非常普遍。

可是，在四分之一的世紀期間，對於齲齒的基礎研究有相當卓越的進步，發現由牙齒溶解於唾液的鈣磷酸等礦物質成分，會整理牙齒周邊的環境，而又再沉澱爲牙齒。最近，在電視節目之中有提到一些有關「再鈣化」的專有名詞，並且對一般大衆介紹有關於氟素和牙齒的新思考方式。

過去，初期的齲齒現象被認爲是只能朝向惡化的症狀發展，一般人認爲削牙是治療齲齒的唯一方法。但是，現在我們已經發現促進「再鈣化」作用充分發揮的方法（妥當地利用氟素和唾液），而初期的齲齒有百分之七十可以加以援救。當然，因爲個人的條件不同，而其數據大小有所差距。

但是，因爲研究的進步，發現了初期的齲齒不會立即惡化到需要治療的地步。而牙齒溶解於唾液的鈣磷酸等礦物質成分，會積極地改善牙齒周邊的環境，使「再鈣化量」大於「脫鈣量」，則齲齒不會再惡化。

其實我們每一次進餐飲食時，牙齒表面會產生脫鈣現象，但是同時也會引起再鈣化現象，如此反覆不已。如果能夠保持再鈣化和脫鈣量的平衡現象，則可以在毫無治療的情況下保持牙齒的健康。

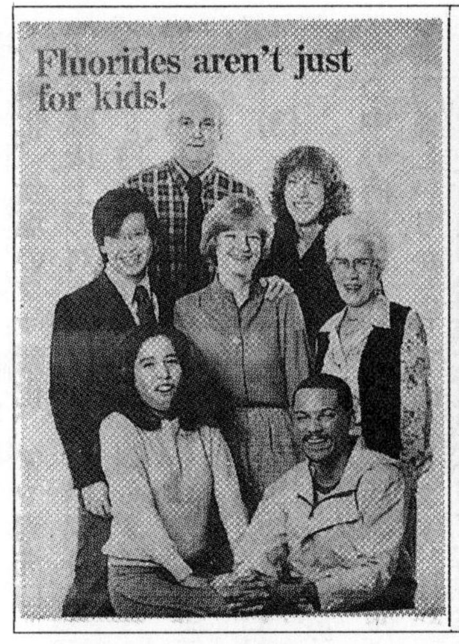

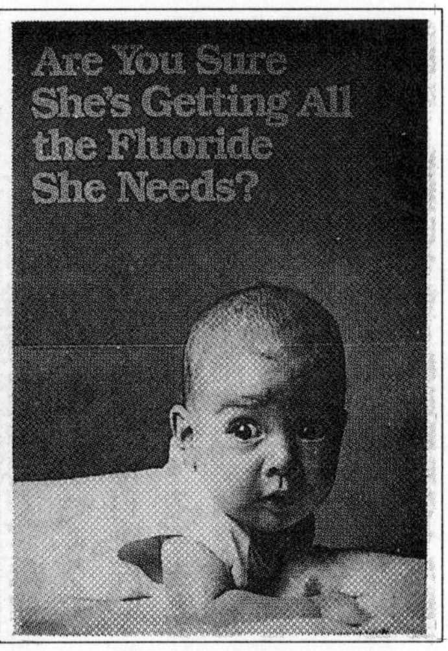

NIDR（美國國立齒科衛生研究所）的宣傳海報

齲齒是老人與小孩的常見疾病

過去，一般人會認爲「齲齒是小孩的常見疾病」，所以只要一提到齲齒預防，則會強調關於小孩們的齲齒預防工作。而最容易發生齲齒的時期是牙齒長成的二、三年期間，難怪乎容易造成「齲齒是小孩的常見疾病」的刻板印象。

但是，這只是齲齒各種層面的其中之一；其實，牙齒所剩不多或是具有持續危險性的孕婦容易罹患齲齒，也是衆所周知的事實，我們也都知道老人的牙根表面容易產生齲齒，所以，齲齒是所有年齡層都有可能罹患的疾病。

可見在僅剩幾顆牙齒的狀況之下，齲齒

的危險性一定會持續不斷。

由於如此，如果高齡者還有殘餘的牙齒，則有進行齲齒預防的必要性，而氟素則成爲一生中不可或缺的重要元素。

利用氟素（自來水氟化、食鹽氟化、氟素漱口等等）來保護牙齒的健康，應用於公共衛生方面，同時好好利用適合於個人的臨床對策（限制甜食攝取過多、使用含有氟素的牙膏刷牙、密封層即塡補於臼齒咬合面的封鎖預防方法等等），只要運用恰當，則可以防範產生齲齒洞穴，而能夠避免治療的動作。

(3) 牙齒治療費比癌症醫療費來得龐大

齲齒和牙周病兩者佔了口腔疾病的一大半，牙周病在於學童時期（小學生時代），先以牙齦炎的症狀出現，並沒有惡化現象。直到高中、國中時期，牙齦會開始腫脹而排出膿汁，察覺時已經變得非常嚴重，是俗稱的齒槽膿漏；而此症狀出現，才發現自己的牙齒出現問題的人不少。

其實，使用適當的牙膏、至齒科醫師處定期檢查，能夠發揮組織的抵抗力（排除香菸、糖尿病等的危險因子），可以改善和預防牙齒的炎症。

即使進行牙齒治療，牙齒也極有可能再度發生齲齒的現象，因爲即使接受齲齒治療，但往往無法改善其周遭環境。即使阻塞住齲齒或者戴上牙套等加以治療的牙齒，還是稱爲齲齒；所以，最重要的是預防重於治療，以不產生齲齒爲前提。

日本在一九九六年期間的總醫療費是二十八兆五千億日元，其中有百分之九（約二兆五千四百億日元）爲齒科醫療費，而癌症醫療費只有二兆四千四百億日元；由此可見，齒科醫療費是相當龐大的社會經濟問題。

如果能夠有效利用氟素的齲齒預防方法，則人們可以避免齲齒之苦，更可以削減龐大的齒科醫療費，所以，我們應該多多了解牙齒保健的相關知識。

(4) 早期發現早期治療的陷阱

阻塞齲齒無法痊癒

衆所皆知，如果齲齒沒有削過則無法痊癒。而無論學校或地區的衛生機構，都提倡的早期發現早期削平之最高指導原則。當然，如果牙齒出現了洞穴則有及早治療的必要性。但是，齲齒的初期階段可以依靠氟素預防法來促進「再鈣化」，使齲齒的初期階段可以明確化洞穴；由於如此，即時地治療齲齒，再將牙齒削出一個洞穴。但是初期的蛀牙請勿削之，如果加以填補金屬和合成樹脂，則牙齒無法「再鈣化」；相反的，這些填補物會在牙齒的周邊產生離子交換功能（治癒功能）的喪失，這樣的治療會封鎖「再鈣化」的道路。

近年來，歐美各國的牙齒學教科書上記載了，『即使填補齲齒，也是無法治癒的』，並不鼓勵「初期的齲齒便急忙地削牙」。

過去以治療齲齒爲主體的理念，應該轉變爲以預防爲優先，保護牙齒健康的方法。當然，必要之時，惡化的牙齒也一定要前往齒科醫院接受治療才行。

但是，不論其治療技巧多麼高超，如果在健康的牙齒和填補的材料之間，產生了些微的縫隙，則細菌容易入侵與感染，因此齲齒的再發（新的齲齒）的危險性很高。不但耗費寶貴的時間和金錢，一方面又得承受肉體上和精神上的壓力和痛苦，但又避免不了進行治療。

我們依據調查來看看修復物的壽命，對於再治療的適當性，大約有三分之一的人會患得二次性骨齲（治療後的再發性齲齒）。而修復物的平均使用年限約爲七年；其中，常見樹脂（合成樹脂的填補物）和鑲補（小的金屬填補物）的平均使用年限約爲五年半。其實，依據醫師的建議，則自由診療對象的門牙，有一種可以使用「一生」的高價昂貴之陶磁義齒，其中有三分之一者在五年以內必須再治療一次。

無論如何，各位了解了其實假牙和塡補物都無法維持長久，所以最好將治療主義的概念，轉換爲以預防爲優先的概念。

學校牙齒檢查應該納入健康檢查項目之一

長期間人們深深相信齲齒必須「早期發現，早期治療」的原則，而強迫性在學校進行齲齒的健康檢查，每次進行檢診時又不斷地重複過度的治療，反而造成了齲齒的急速惡化，但是卻營造出因爲沒有早期接受治療，使得齲齒惡化的印象。其實，是因爲過度徹底地治療結果所引起齲齒增加現象。

過去，齲齒被視爲是進行性的疾病，所以得及早削平治療（未能確認是否蛀牙的齲齒初期），如此一來會比較安心。

但是，現在已經發現初期的齲齒會因爲再鈣化而自然痊癒（再鈣化現象）；由於如此，「如果在齲齒的初期能夠積極地運用氟素加以預防，而非削平觀察，才可說是孩子們的福音」。其實，歐美於一九七〇年已經開始施行這種方式。

在學校的健康檢查過程之中，有些校醫診斷牙齒時，會使用尖銳物品去探測齒溝；這會使牙齒受傷，如同牙醫師自己去製造出蛀牙一般，也有人認爲自己毫無蛀牙，但是在學校的檢查中被診斷爲有八顆蛀牙，於是前往牙科診所進行治療。

不容忽視的事實是一旦牙齒被削過，則無法恢復原狀，現在的「學校健康檢查」必要包括齲齒檢查。今後爲了保護牙齒的健康，則必須參加「牙齒健康檢查」。

慶應大學近藤誠講師與國立癌症中心的論戰

一有癌症的前兆，得馬上進行手術加以切除，這是日本醫學界的基本常識；因爲早期發現、早期治療可以避免因病喪命，這是醫師的基本想法和原則。但是，最近慶應大學放射科的近藤誠講師對此主張進行挑戰，其主張「接受早期發現、早期手術的病患生存率和沒有接受手術者的生存率差距不大」。可是，代表日本醫學界並且是對於癌症治療，最具權威性的東京國立癌症中心非常地憤怒，兩者在電視新聞、報紙和雜誌中強烈地進行論戰，佔了相當大的篇幅。

可是，外國和日本的見解不同；極小的癌症不需要馬上切除，必須觀察等到其慢慢地擴大時再進行手術，即所謂的「早期治療的癌症檢診」，主要是想避免令人不安的手術病例增加。

一九九八年初期，日本終止在各地方自治團體，發放早期治療檢診補助金，其實這種做法是默默承認近藤先生的主張。

(5) 齲齒成為最大的拔牙原因

也有人認爲沒有牙齒則可以直接裝置義齒。但是，將喪失牙齒的部位使用齒橋（齒橋是固定在兩端牙齒的金屬），是裝拆自如的假牙，但是牙齒的咀嚼能力卻無法充分恢復。

例如：臼齒裝置義齒者與擁有自己的牙齒的人相比較，其咀嚼能力變成四分之三。而一部份是義齒者，則變成三分之一。至於全部牙齒都裝置了假牙的人，則變成十分之一。所以爲了能夠享受美食，必須努力避免喪失牙齒。

爲了達成目的，必須先了解牙齒喪失的原因在哪裡。例如：前一陣子，「牙齒喪失的原因大多是齒槽膿漏」，則多半的健康教育課本都有說明，大約有百分之八十得拔牙是因爲齒槽膿漏。

可是，這個統計數字是一九五〇年代的古老資料。到了一九八〇年代的後半，日本也開始著手進行調查牙齒喪失的原因，依據作者木村們的調查，結果顯示出拔牙的原因，蛀牙爲百分之五十五，牙周病爲百分之三十八。

不論日本各地的調查結果，或是外國的調查結果之中。其結果都顯示，現在牙齒喪失的最大原因都是蛀牙。這也表示預防蛀牙不需要拔掉牙齒。

喪失牙齒後，裝上咀嚼能力較微弱的義齒，並無法充分恢復咀嚼的功能。按照以前的削平治療法，並無法預防蛀牙。因此爲了避免蛀牙，必須要採取有效果的預防實踐。爲了達到預防蛀牙的目的，我們必須成功的模仿外國的方式，其中又以氟素的有效利用最爲優先。

(6) 牙膏以及甜味控制仍然有限

國際齒科聯盟所進行的齒科預防順序

包括牙科醫師的大多數的日本人，對於齲齒預防都認爲「刷牙最有效」。

國際齒科醫師團體，設立了ＦＤＩ（國際齒科聯盟）。一九八四年時，ＦＤＩ排列了預防齲齒預防法的順序。其中第一名到第四名都是使用氟素，最優先被推薦的是自來水氟化的齲齒預防法。在下水道設施完備的地區，對於給水地區的人而言，自來水氟化是最有效果的齲齒治療法。第二位被推薦的是食鹽氟化、學校自來水氟化、氟素的錠劑、氟素滴錠（液劑）。這些策略都非常不可思議。可是當時和現在日本皆沒有採用。我再次強調，在外國那些具有效果的蛀牙預防法，沒有被日本所採用。

第三名是氟素漱口。第四名是使用含有氟素的牙膏。兩者都是具有預防效果的蛀牙預防方法。第五名以後是牙齒的健康教育、預防齲齒的代用糖以及封鎖咬合面的密封層等等。

基本上，現在還是依此順序，無太大的變更。

至於，如果將齲齒預防法回溯到一九七二年，ＦＤＩ已經發出下列的警告：「關於齲齒預防，使用其他方式清掃口腔牙齒雖然有效，但是無法明確其程度或強調其效能。」

但是，這種重要的見解在日本一直被忽視，反而過度強調刷牙的齲齒預防法。

只依靠刷牙無法預防齲齒

七十年來，日本的齲齒預防只依靠所謂的「刷牙」，爲清理牙齒的重點施行策

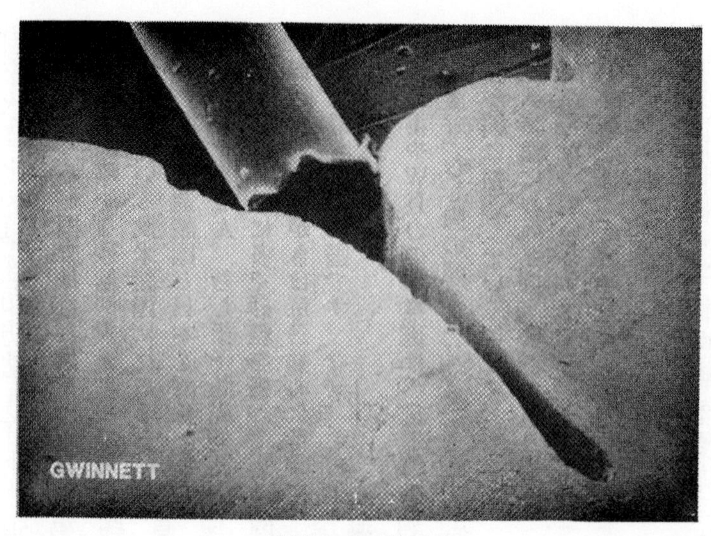

裂溝和牙刷毛尖

略，也常常使用「乾淨的牙齒不會蛀牙」為宣傳口號。

淨化口腔的行為在日本已經成為優良生活習慣的項目之一。但是曾經有一研究調查是對於刷牙和齲齒的關係進行研究，其調查對象為人類，但是研究調查結果並無期待之中的效果，結果是「刷牙並沒有預防齲齒的功能」。由於如此，我們不得不接收到警訊，並且來列出刷牙有限的理由，因為即使刷牙，仍然無法改善牙齒的清潔狀況。

參看本頁的照片。因為牙刷的毛尖比牙溝粗，以至於無法深入齒溝之中，所以齒溝中的牙垢無法清除乾淨。因此對於容易罹患蛀牙的咬合面而言，毫無預防的效果。可是在日本卻一直強調刷牙，並且刻板地進行個人的努力。

「飲食結束後馬上刷牙」、「三三三運動」等等，推行刷牙的宣傳口號逐一被發表，但其結果顯示並無法預防齲齒的發生；但是，另一方面本世紀齲齒預防的主角「氟素」正被積極地利用，而含有氟素的牙膏所具有的預防效果，眞令人期待。

食用砂糖，蛀牙卻會減少

日本政府一直對國民呼籲著「砂糖是蛀牙的最大敵人」。因此，砂糖被視爲壞人，而認爲如果吃了砂糖就會產生齲齒。

實驗室中進行了動物實驗，在科學上證實了砂糖與齲齒有密切的關係。同時，日本的砂糖消費量在第二次世界大戰前後極端地減少，砂糖變得難以獲得；而且，當時齲齒現象銳減，使得砂糖與齲齒有密切關係成爲歷史事實。

可是，隨著經濟復甦，一九五五年以後的砂糖消費量增加，到了一九七三年的每人每年砂糖平均消費量約二九・三公斤。在一九八一年左右開始減少，近年來，每人每年的砂糖平均消費量約爲二十公斤；接下來，我們再看看隨著時間的移轉，砂糖消費量與齲齒是否有密切的關係？

其次，我們來看看國際的砂糖消費量之調查資料。不可思議的是，和齲齒激烈減少的歐美各國相比較，日本的砂糖消費量少了約二分之一至三分之一。在依據近年來以歐美先進國和日本爲對象的調查報告中顯示，並沒有發現砂糖消費量與齲齒有密切的直接關係。齲齒預防的歐美先進國，每人每年的砂糖平均消費量約爲三十五至五十公斤，對於砂糖的攝取量比日本還多。

各位，你們應該每天都很努力地刷牙，而且，日本的砂糖平均消費量在先進國之中爲最少。但是個人的努力爲何無法達到預防蛀牙的效果呢？

FDI和WHO的調查部門，對於日本的齒科醫療和齒科保健，進行了相當有趣的報告，這些專門機構向日本建議「蛀牙的減少在於有無利用氟素」。

在先進諸國之中，「砂糖攝取是否過多」並非產生齲齒的原因，而是會造成身體不健康，由於如此，產生了如下的建言：

①砂糖中有百分之三十會變成中性脂肪（百分之六．三變成蛋白質，百分之四．六變成脂質），應該儘量避免過度肥胖。

②砂糖會產生熱，進而會消耗維生素B_1，而造成維生素B_1的不足。

第三章

有關「氟素」的基本常識

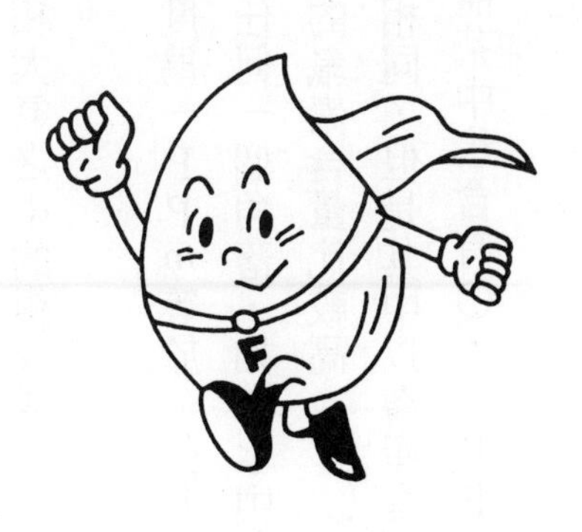

(1) 在自然中的氟素

氟素可由每日的飲食中攝取

現在，存在於地球的數種氟素已經被了解，尤其在地球上與生物有密切關係的部分，存在於地表上方十公里高度的大氣、海洋、陸地水面，以及地下十公里深度的範圍之中，當然也佔了大部分；其中，地殼、土壤、海水和大氣之中的組成成分，也已經被了解。

至於地殼中的氟素濃度約爲九五〇ＰＰｍ（氟素濃度爲一ＰＰｍ等於一公升的水比一mg的氟素），其含量非常多。而氟素存在於地球上任何一個角落，如海水中所含的氟素濃度約爲一．三ＰＰｍ，所以海產類食物所含有的氟素含量比較高。

雖然，食物物品和飲用物品所含有的氟素濃度各不相同，但是其中以海產食物之中氟素含量最多，而我們平常愛喝的紅茶、綠茶或烏龍茶中也含有〇．七ＰＰｍ左右，而人類的日常飲食本身也含有少量的氟素。

對我們而言，沒有氟素的生活是無法想像的。因此，包含人類等一切生物都誕生

砂糖
1.7~5.6
紅茶0.5~1.0
綠茶（浸出液）0.1~0.7
啤酒
0.8
Beer
Salt
鹽
25.9
牛肉
2
味噌
味噌
0.9~11.7
蝦子
4.9
F
信濃河
0.1~0.2
橘子
0.1~0.3
沙丁魚
8~19.2
蛤蠣
1.5~1.7
白蘿蔔
0.7~1.9
蘋果
0.2~0.8
海藻
2.3~14.3
馬鈴薯
0.8~2.8
紅蘿蔔
0.5
海
1.3
地中
280

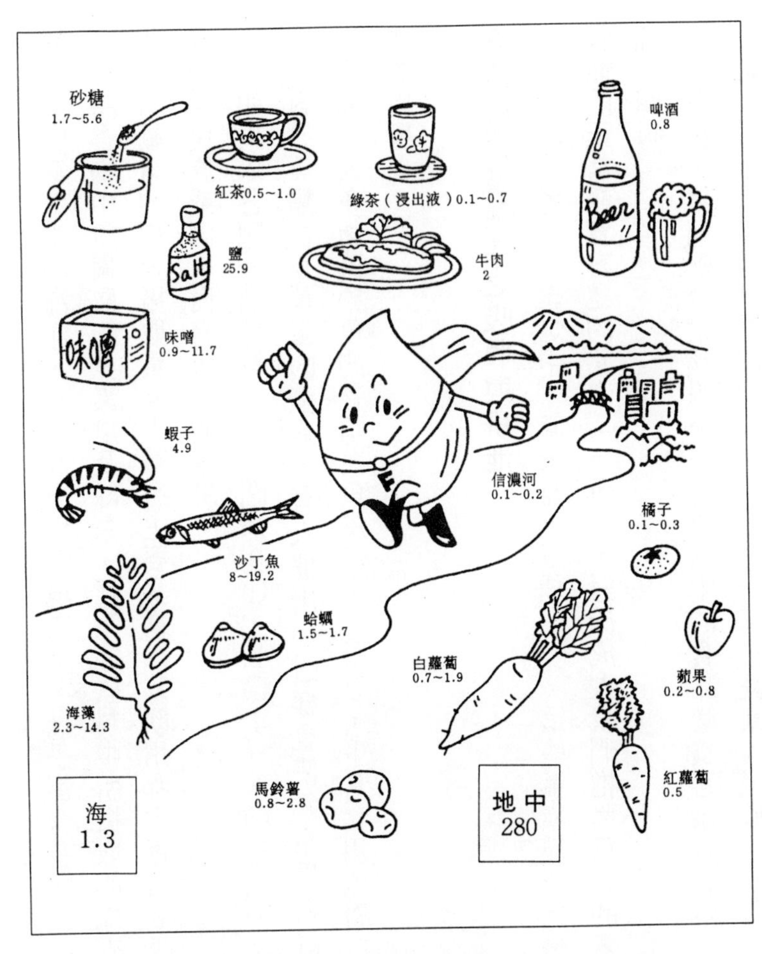

圖① 氟素是任何地區和環境都存在的自然物質

數值的單位是 PPm。
PPm 意味著百萬分之一的表示單位。
也就是說某 1 公斤的物質之中含有 1 毫克的氟素，
則此物質的氟素濃度爲 1 PPm。

於含有豐富氟素的海洋、土壤等自然環境之下，幾乎都含有微量的氟素。

將食物中所攝取的氟素以及綠茶、紅茶等飲料中所攝取的氟素，總和起來，加以計算出氟素的劑量攝取量。人類有主要食物以及飲用水中每日的平均氟素攝取量，不會因爲民族或國家而有太大的差異。

如果以各國分別計算，則範圍都在〇・七〇～一・〇三mg。對於魚類含有豐富的氟素，有人提出「這樣會使氟素攝取量過多」的意見。但是，氟素大多涵蓋於魚的骨頭與魚皮之中，所以，平常食用魚對於氟素攝取量並無太大的影響。

有益的微量氟素之吸收與排泄

構成人體的元素之中，氟素有十三種之多，這些氟素被認爲是「對於人的牙齒、骨骼的正常發育有益的元素」。所以，對於成人我們推薦每日的氟素攝取量應爲一・五～四mg。

現在，美利堅合衆國學術研究會議中的食品營養審議會認爲，氟素是對人有益的元素，而且氟素是可以抑制人類蛀牙的一種營養素。至於，飲食所攝取至人類體內的氟素，會被身體的內臟器官所吸收利用，有一定的必須量。多餘的氟素，會在二十四小時之內被排出體外。對於成長期中的孩子們而言，必須重視其骨骼與牙齒所需要的氟素。所以，大約有百分之四十被累積於體內、百分之六十被排泄於尿液之中。對於大人而言則約有百分之九十以上，借由尿液排泄出體外。

氟素有沉澱於牙齒和骨骼的性質，沉澱於體內的氟素，主要有百分之九十九存在於骨骼之中。骨骼中的氟素濃度約爲一〇〇〇PPm，牙齒中的氟素濃度爲八八九PPm，大動脈中的氟素濃度爲四一PPm，至於肺、心臟、肝臟、脾臟等內臟器官中的氟素濃度爲二至五PPm。

依據前文的說明，相信大家都已經了解，氟素是自然界中的水以及各種食物都含有的礦物質；當然在人類體內也有氟素的存在。氟素是自太古以來廣泛存在於大自然之中的自然環境礦物質，因此和人類最新研發出來的藥物大不相同，氟素是對於人類的牙齒與骨骼健康有益的重要元素。

氟素是自然（天）給予人類的「健康恩賜」。剛開始氟素對人類有害，但是智慧的人類爲了保存自身的健康，而學會有效利用自然的恩惠氟素。氟素的利用由美國開始，目前已經普遍化於世界各國，在世界的齒科領域中掀起了一大革命。

(2) 氟素的發現

成褐色的奇妙牙齒

氟素有預防齲齒的效果是邁入二十世紀以來的重大發現，這故事是以美國克羅拉多州的克羅拉多泉地區爲舞台上演的。

在此地開業的年輕牙醫師馬奎，看見當地居民的牙齒成褐色而大爲吃驚，其中竟然還有呈現巧克力色的牙齒。其著手進行調查，結果顯示他們都是喝同一水源地的水，所以都有同樣的症狀，馬奎隨即將此現象稱之爲「克羅拉多褐色斑」。

隨後，馬奎得到布萊克博士的協助展開了正式的調查，其認爲這種斑點是因爲飲用水中含有的某種物質所引起的。同時，也發現飲用此水的人很少人擁有齲齒，也發現了水源改變到沒有齒斑點的發生。

然而，和美國國立衛生研究所（ＮＩＨ）的迪恩共同研究，仔細地將美國各地飲用水中的「氟素濃度」、「斑狀齒」和「齲齒」進行調查，研究進展非常順利。他們了解了外表上的斑狀齒之所以發生的原因是氟素，也發現了對於預防齲齒的氟素。

由氟素的發現開始，對於齲齒的預防產生了偉大的貢獻。因爲「幼年的成長期時，攝取了過多的氟素而產生了所謂的斑狀齒」，竟然會在二十世紀的世界齒科領域中掀起了一大革命。這恐怕是連發現者馬奎和其他任何研究者，或平常人所料想不到的。而華盛頓大學的洛伊佩吉教授斷言說：「在氟素發現之前，全世界並沒有有效的齲齒預防法。」

依據其後的調查研究，確認了只要飲用氟素含量適當的飲用水，不但能減少齲齒現象，連外表上的斑狀齒問題也能獲得解決。另外，氟素和其他的營養素一樣，如果排除了「濃度和量」則無法進行討論。

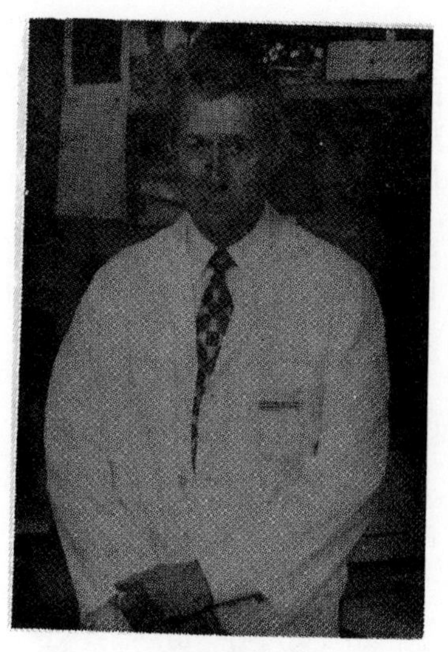

洛伊佩吉先生

隨後，世界中有許多研究學者來進行研究，發現氟素的功能在預防齲齒。

由於迪恩活躍於NIH，他於一九四五年一月在尼西根州的大湍城市，開始實施世界最早的自來水氟化事業。其後，美國爲了推行自來水氟化事業，於一九四八年邀請迪恩擔任美國國立齒科衛生研究所

（ＮＩＤＲ）的第一任所長，並由ＮＩＨ中獨立出來。然而，自來水氟化對於美國的齲齒預防而言，有著劃時代的業績。其結果使得自來水氟化在世界中普遍化，而其他利用氟素的齲齒預防法，對於世界上的人類之身體健康有著極爲卓越的貢獻。

ＮＩＨ於一八八七年所設立，其職員共有一萬五千二百人，年度預算爲一百二十九億美元（一九九八年之預算），是世界上規模最大、最具權威的綜合醫學研究所，其設置於首都華盛頓郊外的馬立蘭州的俾士達市。該市中央研究醫院擁有全美各地最多的病患，並且義工高達五百名之多，在日本的電視節目中有詳細報導其先進的醫療與研究。

在ＮＩＨ所在地之中有癌症研究所、愛滋病研究所、阿爾茲海默氏病研究所、糖尿病研究所、慢性心臟病研究所等領導世界人類的著名研究所。其中有一座擁有四百五十人的ＮＩＤＲ。而ＮＩＤＲ和ＮＩＨ是世界的醫學界和齒科界進行研究和醫療的地方，其成果非常豐碩，過去光是ＮＩＨ就有大約九十名的諾貝爾得獎者。

ＮＩＨ和ＮＩＤＲ掌握了美國醫學與齒學研究的預算，都花費在美國對於世界人類有偉大積極貢獻的研究活動（日本富山縣神通川流域的痛痛病，也接受了ＮＩＨ的關懷與參與）。

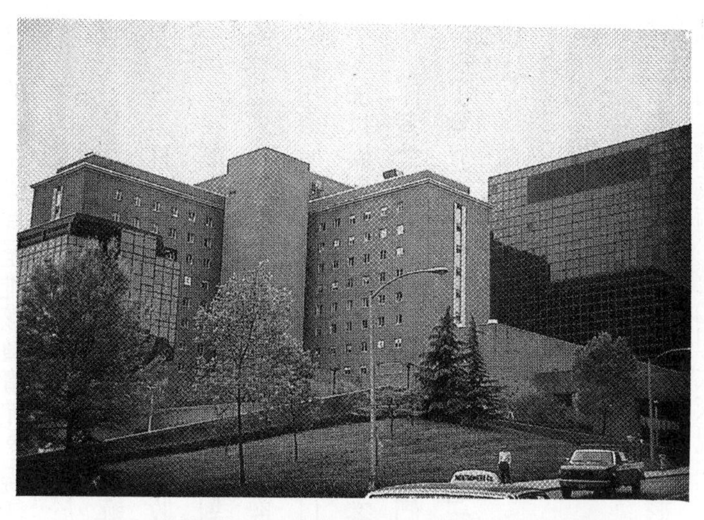

NIH（美國國立衛生研究所）的中央研究醫院

至於，NIDR研究中心創立當時，積極地普及化氟素預防。

一九九三年作者（山下）曾與所長哈洛特・雷會面，當時所長哈洛特・雷性格地說：「現代的科學研究針對牙周病對策、高齡者齒科保健、與牙齒有關的全身疾病、癌症或感染性疾病之診斷技術等方面，幾乎解決了齲齒問題（齲齒發生率高的孩子）。今後，更計劃將工作領域擴大，對於新的相關領域進行研究，使其流行。」

日本沒有齒科醫師嗎？

日本避開極爲重要的氟素預防法，使得齲齒問題無法獲得解決，而這種日本與外國的差距到底是誰該負責呢？現任的NIDR研究所所長斯拉波全曾說：「國家的預算與工作應該著眼於國民的利益來進行，對於研究和成果付出絕對的心力，並且最好能夠獲得國民們了解的眼神。」

NIH的中央研究醫院一樓有收藏販賣，爲美國醫學史帶來光輝的「氟素主題展示區」，其「解說了自然的秘密，對人類的健康有偉大貢獻」。並且將馬奎發現斑狀齒、迪恩等人所進行的氟素調查研究、在尼西根州的大湍城所進行的自來水氟化、與感情用事的反抗之鬥爭歷史過程，以及預防齲齒的成功歷史等等資料，按照時代的順序來加以展示。對於前來觀看的訪客而言，可說是一目了然的主題展示區。

作者曾經對NIDR的研究員們介紹日本的齲齒預防情況，當時美國的研究人員提供了意見說：「在日本可稱爲名符其實的牙醫師非常之少。」如今我在此代爲傳達。

(3) 個人的努力有其限度

下列將介紹日本明治時代的情形。當時，傳染性的感染症廣泛地蔓延，例如：霍亂、痢疾等疾病，正如同大家現在所認爲在東南亞等熱帶地區才會流行的疾病；可是，

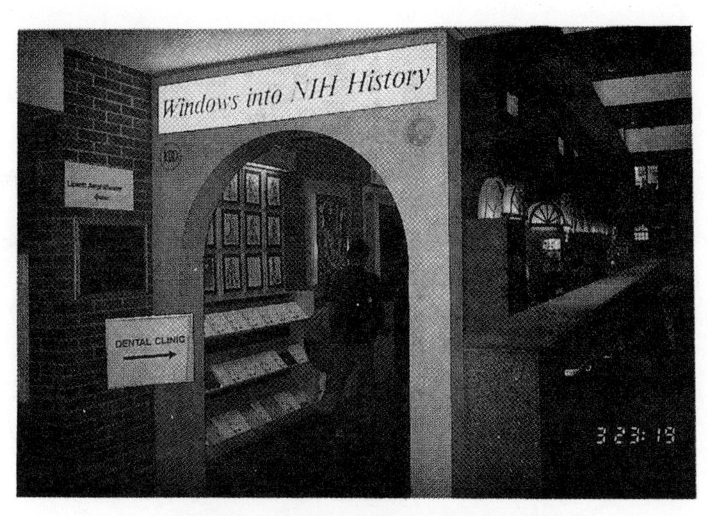

美國國立衛生研究所（NIH）的「氟素主題歷史展示區」入口

在日本明治時代時，日本以數萬人爲單位發生霍亂症狀，遭受到莫大的痛苦，諸多的現象在文獻資料中都有記載。

可是，爲了預防霍亂和痢疾等等，以水爲媒介的傳染性疾病，當時的醫師嚴重地提出警告：「勿飲用生水，勿食用生食，得先以火煮熟食物之後才能飲食。」

話雖如此，但是，當時尚有許多人食用生食，因此喪失了性命。所以，事實上過度地期待個人的努力，還是很難保護大衆的健康。

現在，霍亂在日本消失的主要原因是地區的自來水經過氯的消毒，自從公共下水道普及以來，霍亂和痢疾等疾病已不復見。可是，曾經有一幼稚園爲了節省自來水

Preventive Dentistry in Japan:
An Example of a Community Approach
Dr. Fumio Yamashita
Yamashita Dental Clinic
Miyazaki, Japan
&
Dr. Yoko Kawaguchi
Tokyo Medical and Dental College
Join Us!
May 3, 1993 at 3:00PM
Westwood Building, Room 503
Sponsored by the Epidemiology and Oral Disease Prevention Program and the Extramural Program, National Institute of Dental Research
For additional information contact: Dr. Alice Horowitz at 594-7615

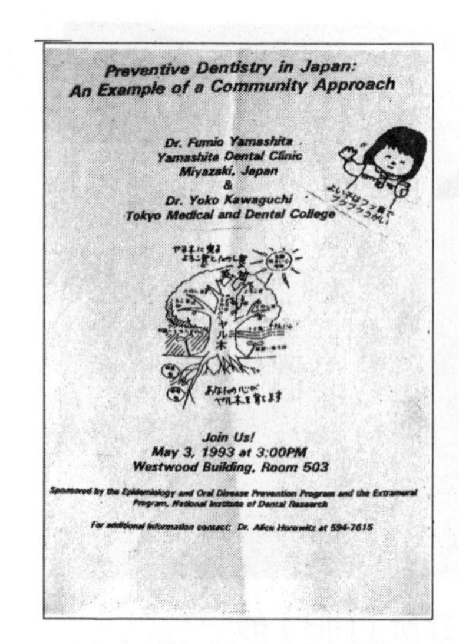

「日本的預防齒科
——地區性活動」歡迎參加

演講

宮崎縣保護孩子牙齒協會

山下文夫醫師

東京醫學齒科大學

川口陽子醫師

時間

西元1993年5月3日　下午3點

地點

West Wood 503號室

贊助單位

NIDR 疫苗學與疾病預防研究室

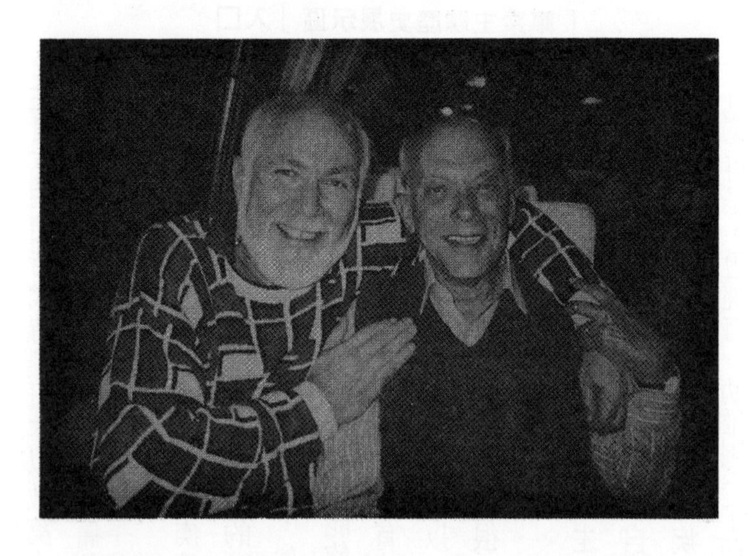

所長斯拉波全和弗洛維茲先生。漢城。西元1995年。

費，而將私人井水應用爲幼稚員幼童的飲用水，所以發生了霍亂和痢疾等悽慘事件。

同樣地，在預防齲齒方面，只強調刷牙、甜味限制的個人努力方案不斷地失敗，所以爲了保護大衆的健康，應該以公共衛生的預防法最爲重要，這都是過去的歷史可以加以證明的。

(4) 公共衛生的見解

近代化的四大公共衛生措施

我們來看看人類與疾病奮鬥的歷史，由於人類的瑞智和努力的集結，使得人類可以成功地克服各式各樣的疾病。

①下水道的氯處理之消毒。②牛乳的低溫殺菌處理。③疫苗之開發。然而，本世紀在公共衛生被稱贊爲最偉大的貢獻就是④自來水氟化。上述的四種方法是近代化的四大公共衛生措施，其中自來水氟化已經開始了半世紀之久。

接下來，我們將這些公共衛生措施與日本的情況加以比對看看。

首先，下水道的氯處理之消毒方法在日本被廣泛地應用；政府爲了安全地供給飲用水，對於過濾過的用水加入了〇・二至〇・五ppm的氯，以進行消毒。而在自來水管末端的游離殘留氯量得保持在〇・一ppm以上，是一種利用氯進行殺菌作用的方法。

牛乳的低溫殺菌處理在先進的酪農業國家中是一種常識，可是在日本幾乎沒有被採用。十九世紀的法國細菌學家巴斯魯爲了防止葡萄酒的異常發酵，進而發現以50至60℃的溫度加熱數分鐘，在不損及品質的情形之下，只能殺死使酒腐敗的有害細菌。另外，如果是牛乳則須以63℃的溫度進行三十分鐘的低溫處理，則可以使惡性細菌、傷寒桿菌和赤痢細菌被消滅而死亡。

日本的牛乳大多以高溫處理爲殺菌方法，雖然牛乳紙盒上明白標示著是以120至130℃之高溫處理二至三秒鐘，但是這種高溫處理會使品質好的良性蛋白質變質，連帶著良性細菌也會死亡。因此，無法使用高溫處理的牛乳製作乳酪是世界常識，但是日本總是和世界常識背道而馳。

依據歐洲的酪農業先進國的牛乳處理情況而言，在丹麥或瑞典等國家之中使用低溫殺菌牛乳高達百分之九十七至九十九，而日本只是其百分之二的少數，但是最近有一部分的人，對於牛乳的低溫殺菌處理非常關心，並且人數有增多的趨勢。

接下來，我們來探討對於流行感冒的策略，在一九九七年一月至二月的嚴冬，日本各地的高齡者受到流行性感冒的侵襲，並且產生相繼死亡的現象。而在特別養護老人的設施中，居住了一些患有糖尿病、心臟病等疾病的體力衰弱之高齡者。如果在此設施之中發生了集體罹患流行傳染性疾病時，則情形會悽慘地不堪設想；更何況感冒症狀會引起併發症「肺炎」，遂而喪失生命的現象不勝枚舉。

現在，若以世界的眼光觀看世界，歐美各國對待特別是高齡者（容易罹患流行性感冒）的危險群，在國家政府補助之下，強力地推行預防接種。

可是，在日本對於流行感冒的策略，尚未被認定爲公共衛生的重要問題之一，日本人對於接種預防疫苗的關心度很低，並沒有對應該接種的對象進行正式的宣傳，國家政府更沒有補助接種費用的制度。甚至大肆地宣染預防接種的副作用，使得對於效果持懷疑論者的觀念更加根深蒂固。

就與疫苗主題有關的論文而言，世界上的論文總數是六百零三篇，而日本卻只佔了二十一篇。在這世界上有許多臨床實驗家、疾病研究者、免疫學者可以對流行性感冒進行有效地研究，更有很多的成果被公開發表。可是，日本只依據些微的資料爲基礎，對預防流行性疾病的有效性問題投以懷疑的言論。這方面最大的問題是多數的公共衛生關係者，仍舊忽視世界的實情，使得日本陷入「井底之蛙」的窘境。

預防齲齒的公共衛生實施策略

齒科領域的公共衛生預防法最初開始於一九四五年，於美國和加拿大開始實施自來水氟化；現在，世界上有三十八個國家已經實施。其次，一九五五年在瑞士也開始了食鹽氟化，這已經在世界中二十二個國家實施。近年來，在北美洲、中美洲和南美洲的二十八國中有二十七國預定實施自來水氟化或食鹽氟化。由此可見，今後自來水氟化和食鹽氟化，將會給予美洲諸國國民更多的健康恩惠。

和個人到保健所或醫院之中進行疫苗預防接種比較起來，公共衛生實施策略在學校或設施中，進行集體地接種預防所需的費用更便宜，也更具有效果。

北歐諸國雖然沒有進行下水道自來水氟化，卻以氟素漱口獲得良好的成效。在日本以氟素漱口爲代替自來水氟化的次善策略，在地區中也獲得良好的成效。可是，日本在托兒所、幼稚園、小學學校中，進行集體地接受預防策略的受益者，只普及化於二十二萬個小孩身上（約佔全體的一・六％）；對於沒有實施自來水氟化的日本，目前最具效果的是氟漱口，所以必須多加採納。

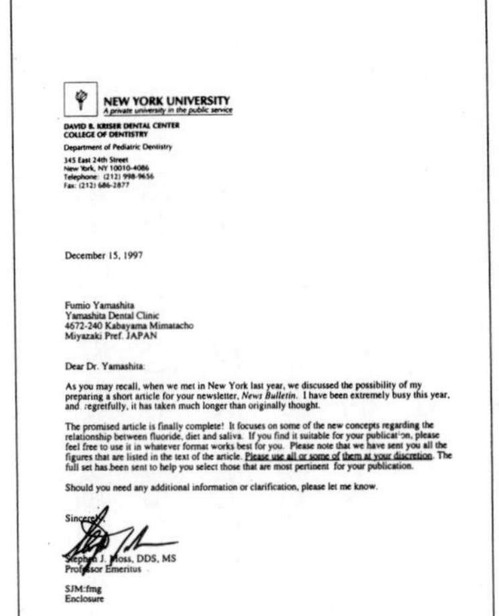

NEW YORK UNIVERSITY
A private university in the public service

DAVID B. KRISER DENTAL CENTER
COLLEGE OF DENTISTRY
Department of Pediatric Dentistry
345 East 24th Street
New York, NY 10010-4086
Telephone: (212) 998-9656
Fax: (212) 686-2877

December 15, 1997

Fumio Yamashita
Yamashita Dental Clinic
4672-240 Kabayama Mimatacho
Miyazaki Pref. JAPAN

Dear Dr. Yamashita:

As you may recall, when we met in New York last year, we discussed the possibility of my preparing a short article for your newsletter, *News Bulletin*. I have been extremely busy this year, and regretfully, it has taken much longer than originally thought.

The promised article is finally complete! It focuses on some of the new concepts regarding the relationship between fluoride, diet and saliva. If you find it suitable for your publication, please feel free to use it in whatever format works best for you. Please note that we have sent you all the figures that are listed in the text of the article. Please use all or some of them at your discretion. The full set has been sent to help you select those that are most pertinent for your publication.

Should you need any additional information or clarification, please let me know.

Sincerely,

Stephen J. Moss, DDS, MS
Professor Emeritus

SJM:fmg
Enclosure

紐約大學名譽教授莫斯先生的一封信

山下先生

西元1997年11月15日

「有關氟素和唾液之作用的論文雖然已經延誤了很長一段時間，但我還是完成了小論文，所以寄給您。請您刊登在山下先生您的宮崎縣保護孩子牙齒協會的會報上。照片也隨信寄上，日後，倘若需要資料或說明，請連絡下列的地址。」

(5) 有沒有安全性問題？

前些日子我聽到一則新聞，「居住在海邊附近的人罹患了嚴重中毒的疾病，原因現在仍在調查之中」。

其後，曾經認定其原因是食用了魚類的肝臟，對我們的健康有重大影響的維生素A，然而其原因是食用了魚類的肝臟，使得維生素A攝取過多。

雖然，維生素A對我們而言是必須物質，攝取過少會營養不良，攝取過多則會營養過剩，後者對身體健康危害極大，有時甚至會造成死亡。

現在，我們來看看食鹽的例子，我們每日最多可以攝取五至十公克的食鹽，倘若連續每天攝取每日最大量的二倍至四倍，則容易引起高血壓而致死；所以，爲了安全性的考量，則得好好考慮「量與濃度」。

反對氟素的人之中，完全忽視了「量與濃度」反而訴求其危險性的人很多，有些人更不知其緣故地爲反對而反對。其實，這只不過是「因爲無知所產生的誤解」，只要對多半的人提供正確的資訊就可以完全理解。但是，問題在於對氟素持有「偏見」的人都是以反對爲目的的人，對他們而言，正義和正確的理論都不能通用。

在世界大國美國社會之中，最嚴重的社會問題是人種的差異，都是因爲偏見所產生的。在這種場合之中，正義和正確的理論都無法通用，偏見的確非常可怕，甚至會引起殺人事件。

斑狀齒是在牙齒的形成過程之中，飲用了含有過多的氟素；在幼兒時期的一段時間之中，大量飲用而造成斑狀齒。然而，等牙齒長成之後，就算塗抹高濃度的氟素液或是喝了含有多量的氟素之飲用水，也不會產生有礙觀瞻斑狀齒。

至於，適合於預防齲齒的氟素濃度爲一ｐｐｍ，所以，不會產生斑狀齒的外表問題。即使氟素濃度稍微高了一點而發生輕微的斑狀齒問題，但在外表上看不太出來。實際上，恐怕連接受過專業訓練的專家們也看不出來。

其實，斑狀齒並非機能障礙，只不過是外表上的問題，而有時連專家都難以說明，除非刻意地將斑狀齒問題化，否則並不成問題。在日本擁有二十顆以上牙齒的八十歲高齡者，或者是高齡者之中的美齒女王，都極有可能是患有斑狀齒的人，有時候有輕度斑狀齒的潔白牙齒，反而會使牙齒更加美麗。

如果多次發生因自來水氟化而引起的斑狀齒現象，則居住在自來水氟化地區的人多半會擁有斑狀齒醜陋才對，但是居住在自來水氟化地區的美國居民，卻幾乎都擁有一口潔白美麗的牙齒。

同時，日本教師公會等團體，卻激烈地認爲小學生的氟素漱口會造成斑狀齒，所以持反對意見。但是小學生的年齡剛好是牙齒發育的完成時期，也不會產生外表上的斑狀齒。

(6) 氟素的作用

氟素與唾液

下文將介紹齲齒預防的重要關鍵氟素的再鈣化促進作用，作者依照紐約大學的史蒂芬・莫斯教授所寄來的原稿來進行說明。

先進國對於孩子們的齲齒預防有極大貢獻的一種元素爲氟素，這是毫無異議的實情。

氟素在口腔之中會成爲化學媒介，並且發揮其重要的功能，它可以增強唾液，以保護及修護牙齒表面的琺瑯質。如果，平時口腔之中有氟離子的存在，則攝取任何食物都不會造成齲齒；所以，在齲齒的預防層面，存在了比飲食更重要的因子，就是在唾液與琺瑯質之間存在的氟素離子。

有關唾液與琺瑯質之間的關係，可以以血液和細胞的關係來比喻，血液運送營養素供給細胞，並且將廢物加以排除來保護身體健康。同樣地，唾液和血液擁有相同的功能，藉其功能來保護琺瑯質。

而唾液分泌非常少的口腔乾燥患者，同時擁有許多蛀牙者可以證明此事實。

抑制脫鈣作用和再鈣化促進作用

氟素被認爲是一種被吸入於牙齒構造或結晶之中的元素，但是其實氟素的最大功能是以防止、抑制牙齒表面的脫鈣作用（由牙齒溶出），並且還可以促進再鈣化（修

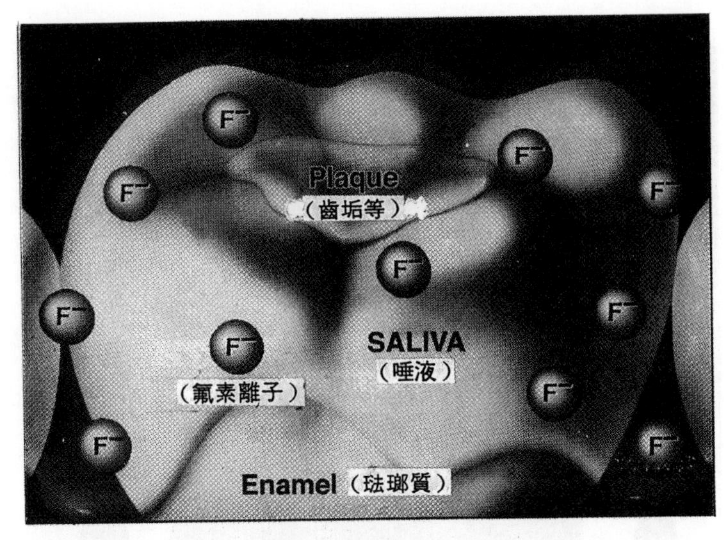

圖② 再鈣化 I

復）作用，而氟素主要貯藏於珐瑯質與齒垢之中，通稱爲氟素沉澱物。

這種結構非常有趣，如果在食用食物或飲用飲料當時的Ph（酸鹼值）較低時，主要貯藏於齒垢之中的氟素沉澱物則會跑出來，發揮防止、抑制牙齒表面的脫鈣作用，並且可以促進唾液的再鈣化（修復）作用，進而進行齲齒的預防。

可是，氟素進入口腔之後，被貯存於珐瑯質或軟組織表面之上的齒垢等處。唾液之中的氟素離子濃度在使用氟素三小時後會持續上升，被貯存的氟素在口腔中成爲化學媒介，以保護和修護珐瑯質爲主要目的，並且可以增強過飽和唾液的力量。（參見圖②）

珐瑯質浸泡在過飽和無機溶液的唾液

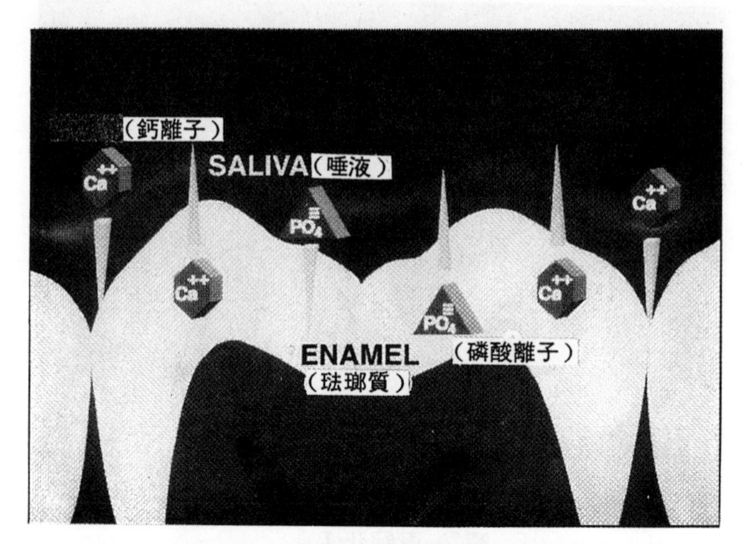

圖③ 再鈣化Ⅱ

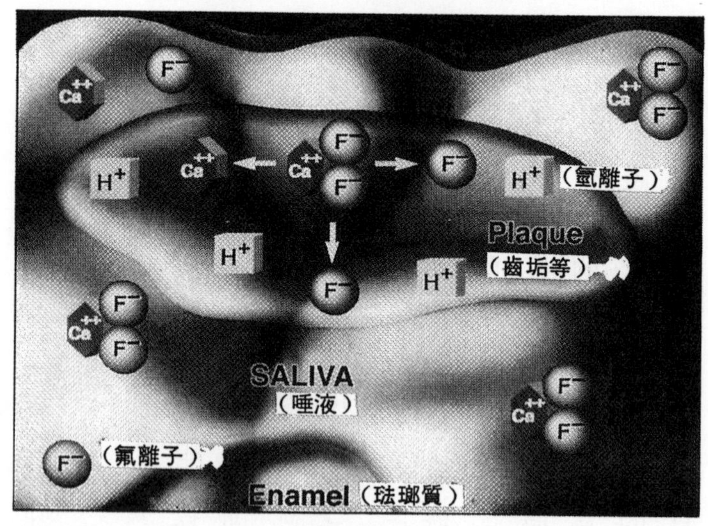

圖④ 再鈣化Ⅲ

之中，唾液和琺瑯質之間有鈣離子和磷酸離子在不斷地交換。鈣離子和磷酸離子存在於無機質和琺瑯質表面，也存在於齒垢液的無機質與唾液之中，然而鈣離子和磷酸離子兩者在無機質之間保持了平衡狀態。如果在牙齒特定部位的平衡狀態崩潰了，則結果會使無機質沉澱，而引起蛀牙的問題。（參見圖③）

氟素在口腔之中，以牙齒表面和齒垢之中的氟素沉澱物的形式存在；而唾液中的鈣離子和磷酸離子以過飽和之狀態存在，因此沉澱不容易溶解。但是，如果齒垢呈現微酸性時，則在琺瑯質開始溶解之前沉澱物會開始溶解，唾液和琺瑯質中的氟離子會在重要的部位被釋放出來。（參見圖④）

(7) 氟素的光暈效果

一九四五年以來，在美利堅合衆國，以及加拿大開始的自來水氟化，使得當初的齲齒罹患率降低了百分之六十。再依據最近在美國所進行的調查研究報告指出，比較實施自來水氟化與未實施自來水氟化之地區，則其齲齒罹患率相差了百分之十八；另外日本的專家卻認爲自來水氟化的效果很低，但是這種看法並不正確。此現象，只意味著日本的專家並不了解自來水氟化的光暈效果。

以自來水氟化爲起源，遂而相繼發展了氟素之齲齒預防、在牛奶和鹽之中添加氟素、氟素的錠劑、氟素的滴液、含有氟素之牙膏及漱口液、氟素凝膠和塗劑等等，並且被廣泛地採用。如今，多種的氟素應用法廣泛地普及於許多國家，所以無法由單一氟素應用法，來判別齲齒之預防效果的時代來臨了，所以我們必須了解這非常重要的背景因素。

因此，自來水氟化的影響很大，不僅對於居住都市的人民，也對都市鄰近的居民帶來莫大的恩惠。因爲，在自來水氟化的地區所生產的飲食物中也含有氟素，所以享用氟素化飲食物的非自來水氟化的地區居民，也能享受到氟素的恩惠。

像這樣的波及效果可以稱爲「光暈效果」，在廣泛利用氟素，並且將之日常化的各個國家（澳洲和美國等）之中，含有氟素牙膏的市場佔有率高達百分之九十五以上，所以不論有無自來水氟化，無法接受到氟素恩惠的人已不復存在。

因此，就現在而言，氟素的有效性並無產生變化，可以正確地解釋爲因爲利用氟素的相加、附加效果，使得「齲齒減少了百分之六十（至少和自來水氟化的初期效果等同）」。

(8) 自來水氟化反對運動的矛盾

反對派的本性和居民教育的重要

美國於一九四五年以世界各國先驅爲名，首先展開自來水氟化。當時，尚未開始供給自來水氟化的飲用水，但是許多人錯覺地以爲已經開始供給，遂而提出「如果將氟素化的自來水煮沸後飲用，則會出現溼疹」。並加以反對。

可是，這還只是溫和反對派的說法。一九五〇年以後，隨著自來水氟化的推展，反對的言論聲浪也開始擴大。其中，少數以原本小規模的面貌，竟然轉變爲信仰狂熱般的宗教活動，其反對的理由稍後會加以介紹，可是其中以自來水氟化會產生社會動亂的無稽理由爲大多數。一開始從「有害說」、「共產圈陰謀說」、「環境破壞說」等論調，到後來甚至變成「個人的權利、選擇的自由」之類的反對理由。

反對的主要角色是極右派的僞環境主義者，其倡導反科學而自稱爲「自然主義者」。但是其多半無主體性，對於氟並無太多關心，大多以宗教、感性和政治層面參加反對運動以進行反對。

表④ 自來水氟化反對派所採用的技巧

政治的中立化：大量寄發宣傳廣告單、電話攻勢與威嚇、掩飾假的「爭論」。
大謊言：在毫無科學根據之下，將癌症、腎臟病、心臟病與其他等重大疾病的有害健康之原因，歸諸於氟素化的生活環境。
一半的眞實：忽視量的問題，而說斑狀齒的原因是氟素有毒。
含沙影射：在政府證明氟性添加物「絶對」安全之前，一定要延期使用氟性添加物（不可能證明「絶對」安全）。
無視於文獻的解釋：採用落後於時代但對反對運動有利的古老文獻，甚至有時會曲解寫作者的結論。
利用所謂「專家」的意見：因爲聽衆相信所謂醫師的意見，所以特地去找反對氟性添加物的齒科醫師、醫師、科學家來說明。
陰謀行爲論：其非難氟性添加物是保健團體、政府與企業的共謀。
煽動恐懼：經常說出氟性添加物是「公害物質」、「毒性廢棄物」、「癌症」、「人工合成物」，以及「化學物質」等語詞來煽動民衆的恐懼感。
假的爭論：給予大衆「雖然大部分的保健專家和科學家，都支持氟性添加物，但是科學上的爭論仍然不斷」的錯誤印象。

一九九五年，自來水氟化的五十週年紀念國際會議的講演之中，加州大學的紐布朗教授曾對反對派的領導者作以下的說明：

「反對派的領導者們多半沒有科學研究的實際成績，也沒有創造性的研究成果，至少在正軌的評論雜誌中並無刊載其論文。當然也沒有在自己的領導領域之中發揮其領導力。

但是，只要反對派的領導者開始大聲高呼反對，則馬上會被邀請到全美各地展開巡迴演講，或者是到政治公聽會或法院裁判所擔任證人，其本性討厭名聲與權力，但是如

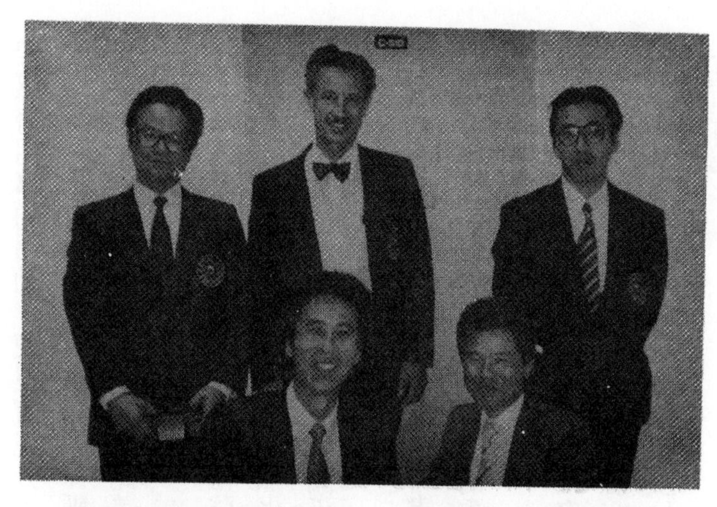

紐布朗教授（後排中間）、境脩教授（後排左側）
宮崎縣保護孩子牙齒協會全民視察團在南加州大學

今……」

在反對運動擴大的時代之中，「僞學者」是以反對運動的主角存在，當然也受到民間的重視，他們不僅在美國招攬世界上頗具知名的名人，雖然在口頭上大聲疾呼反權力，但是其實際上是「特別喜歡權力的人」，反對運動只不過是滿足其自我顯示慾，不論如何，都以反對自來水氟化爲手段，成爲無實際成果的僞學者。

自來水氟化在美國是讓居民進行長期投票來加以選擇的，但是卻讓名譽慾強、想出風頭的反對派領導者增加其勢力。因爲在事前調查之中，本來較多人贊成之地區在公投之前，反對派領導者出現在電視節目和新聞報導之中，對於自來水氟化進行感情用事的煽動，使沒有充分了解相關知識的人們感到不安，而改投反對票。

本來，自來水氟化是爲了保護人民健康的「科學性問題」，可是反對派人士卻將其扭曲爲「政治性問題」，因此美國的居民投票，使得提升自來水氟化普及率的速度減慢許多。

米歇爾．弗洛維茲先生非常強調國民教育的重要性，說明如下：

「爲了使居民對於自來水氟化持續性地支持，今後應該在預定實施的地區之中獲得更多的支援，所以我們齒科關係者，必須提供給居民有關自來水氟化的優點，提供正確的資訊。」

另外，美國齒科大學的教科書中提到「我們對於自來水氟化的努力不足，必須對地區居民傳達自來水預防氟化的重要性，並且在齒科醫院中對於病人一個一個地加以傳達」。

不可以忘卻的是在美國以政府、研究所、大學、牙醫公會挑戰反對運動的事實。

相較之下，日本政府、大學（學會）、牙醫公會，和傳播媒體利用反對派的存在謀取自己的利益，讓外國的有心人士驚訝地瞠目結舌，此種對應方式其實是對國民的背信行爲。

第四章

氟素齲齒預防法的種類與方法

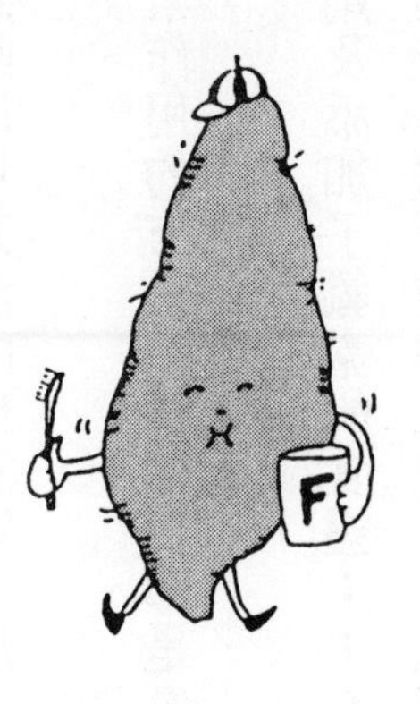

(1) 利用氟素的齲齒預防法之種類

氟素預防法已經在世界各國廣泛地被利用，由於如此，我們介紹如何利用氟素來進行預防。依據國際齒科聯盟（FDI）的資料，記載了目前實施自來水氟化的國家共三十八國，利用含有氟素的天然水國家六十四國，使用氟漱口或含有氟素的漱口水共八十一國，使用氟素錠劑或滴液（drop）共六十七國，使用食鹽氟化二十二國，使用含有氟素的牙膏九十七國，還有使用氟素塗布的國家八十四國。

至於氟素的應用法到底有多少種類呢？我們可以依照其使用方法的權宜性來加以區分，爲局部應用法和全身應用法兩種。

局部應用法是在牙齒萌牙之初，在牙齒表面發揮氟素作用的方法，其代表即是氟漱口、氟素塗布以及含有氟素的牙膏。

全身應用法是飲用含氟素的飲用水，或是攝取氟錠劑及添加了氟素的食鹽；主要是在牙齒長成之前，在顎中形成牙齒的期間，以血液爲媒介，對牙齒的細胞產生氟素作用的期待效果。

其代表方法是自來水氟化、食鹽或牛奶的氟素化、氟素的錠劑與滴液，這些方法是讓氟素在口腔之中接觸牙齒，進而產生抑制脫鈣作用以及再鈣化作用之應用法；全身應用法比局部應用法成效更加顯著。

(2) 全身應用法

自來水氟化

自來水氟化，是人類在自然中所學習到的最具代表性之齲齒預防法，是將飲用水的氟素濃度調整到最適合預防齲齒的一ｐｐｍ之作法。

如果飲用水中含有過量的氟素，則人體會排除多餘的氟素，留下適合的量加以利用，這就是所謂的脫氟化；而因為各地區之氣候（氣溫）與居民飲水量有所差距，所以必須個別調整氟素的濃度。

當然，完善的水道整體設施為自來水氟化的最先決條件；以未發展國家來看，他們沒有水道整體設施，所以即使有地區希望實施自來水氟化，也無法實施。在這種情況之下，可以利用食鹽氟化或是其他利用氟素的齲齒預防法代替。

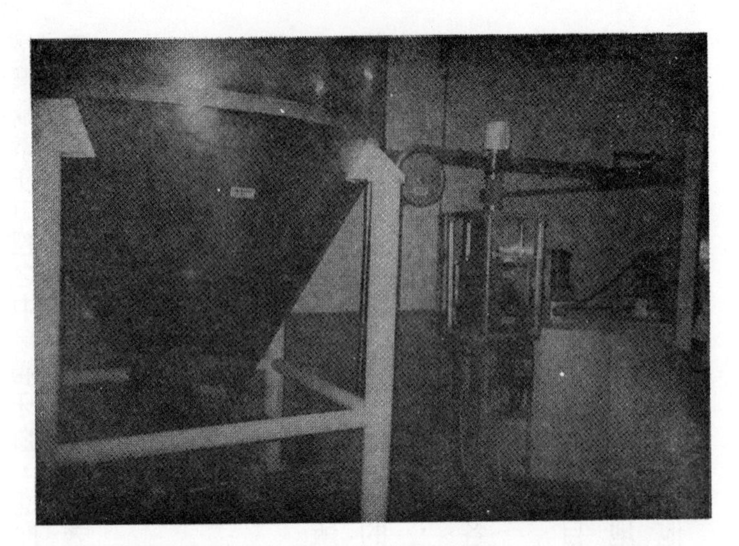

最新式的氟素添加裝置（韓國晉州市）1998年

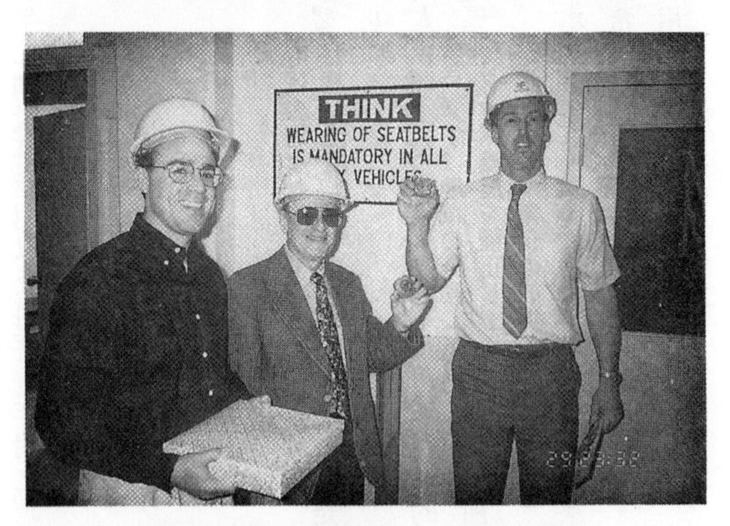

在里奇蒙特市的氟素淨化水場。1993年
費許曼教授（中間）和水道技師（右側）

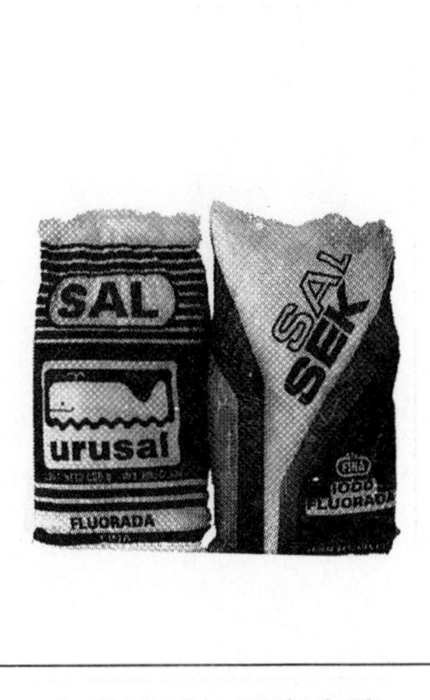

南美的添加氟素食鹽

食鹽氟素化

食鹽氟素化，是只在一公斤的食鹽之中，添加約二百至四百公克的氟素，雖然，供業務使用和供家庭使用的氟素量應該不同，但是，每人每日平均攝取食鹽量大約為五至十公克，因此每人每天的氟素攝取量大約一至四mg左右。

食鹽氟素化在瑞士開始展開，遂而在法國等歐洲國家、哥倫比亞、牙買加等中南美洲約二十二個國家開始實施。

氟素錠劑與滴液（drop）

氟素錠劑與滴液的方法是在未實施自來水氟化地區所廣泛運用，主要是以醫師或齒科醫師的處方為主，運用於個人或家庭；這方法在美國各地和歐洲被廣泛地採用。

必須考慮飲用水的氟素濃度和孩子的年齡與體重，再採用必要與適當的型態，如

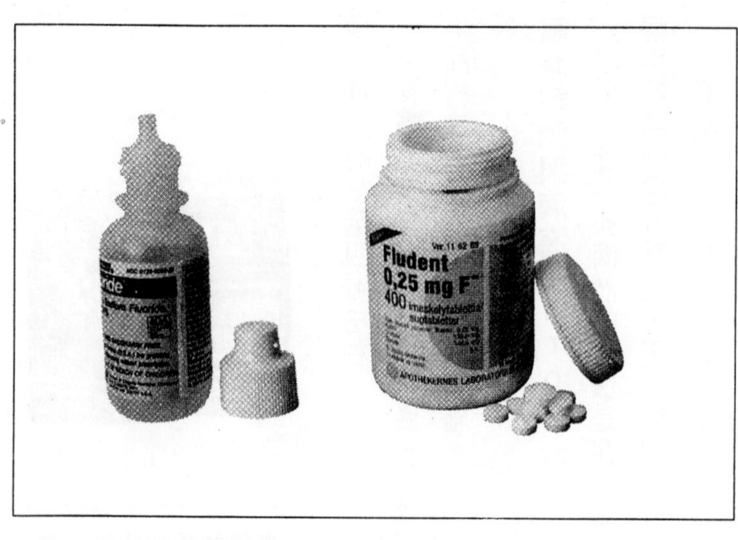

氟素滴液（drop）與氟素錠劑

氟素錠劑或氟素滴液等型態。

美國齒科醫師會對於氟素錠劑與滴液的用法和用量規定如下（一九九四年所修訂）：

地區飲用水的氟素濃度爲〇至〇・三ppm，其平均每日的氟素攝取量如下：〇・五至三歲攝取〇・二五mg、三至六歲攝取〇・五mg。地區飲用水的氟素濃度爲〇・三至〇・六ppm，其平均每日的氟素攝取量如下：、三至六歲攝取〇・二五mg、六至十六歲攝取〇・五mg；如果，地區飲用水的氟素濃度爲〇・六ppm以上，則無須再添加。

因爲氟素錠劑與滴液的價值較高，所以，不適合以多數人爲對象與公共衛生方法，因此，加以推薦為個人的預防法。

牛奶氟素化

另外，也可以在牛奶中加入氟素，此方法在一九五五年被一位小兒科醫師吉克拉所推薦，其報告說明此方法對於小孩子的齲齒預防有所幫助。現在正於中國的北京市做實驗性的實施。

(3) 局部應用法

氟素漱口法

在飲用水中沒有含足夠的齲齒預防之必要氟素濃度的地區之中，被推薦的方法是氟素漱口法；它又可以分為在學校或設施中所舉辦的集體（公共衛生）的應用法，還有每日於家庭之中的個人使用法兩種。

此種預防法，乃在沒有實施自來水氟化的北歐諸國地區之小學學校中集體實施，成效良好。其後，氟素漱口法於一九八〇年代擴及世界各國，成為齲齒預防的方法之一。

現在的日本，自來水氟化應是最優先實施的策略，但被重視預防的地區中的牙科醫師採用爲次善策略。一九九八年三月底，在日本幼稚園、托兒所和中小學學校的實施情況，有一千九百三十四所學校實施，約計有二十二萬人受惠。與前一回的調查統計結果可以得知，增加了二萬四千人左右，但是就全國的普及率而言，僅僅約百分之一．六而已。

衛生署、日本牙醫公會的中央指導部門的指導者，被認爲沒有認眞地建立國民的牙齒健康策略，同時，在各地區中進行實地預防指導的熱心人士，非常稀少的情況之下，普及率多寡可想而知。

接下來，將簡單說明另一種預防齲齒的氟素漱口法之實施概況。

①學校與托兒所的實施情形

有每日一次法和一週一次法兩種。一般而言，在幼稚園和托兒所中採用每日一次法，其每回約使用五至七mℓ的氟素濃度二二五ppm之溶液，中小學生則使用約十mℓ。氟素的最大效果是抑制脫鈣作用和促進（修復）再鈣化作用，所以以低濃度的氟素來觸及多數牙齒，會有非常良好的效果。

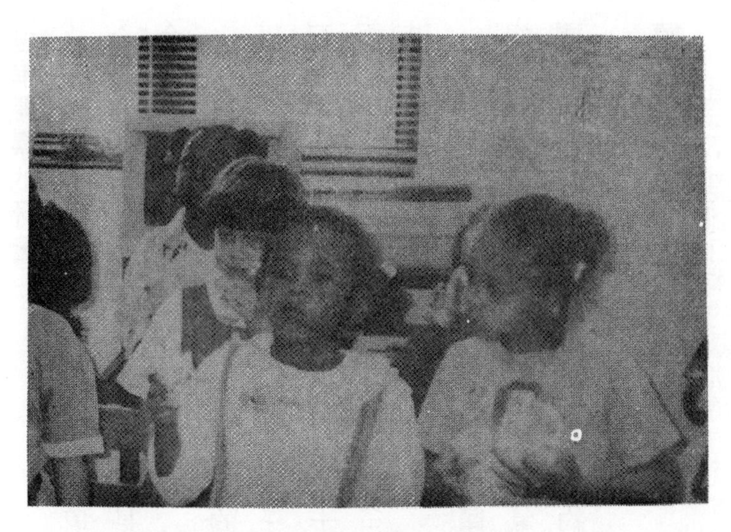

福特國小的氟漱口（維吉尼亞州）1993年

集體實施的情況中，又分爲牙科醫師或藥劑師所調劑的氟化鈉、市面上所販賣的成品；市面上所販賣的成品之商品名稱是米拉羅（達布蘭特・美麗克・牙齒公司），和歐拉布里斯（昭和醫藥化工公司）。

有關中小學學校、托兒所、幼稚園的詳細實施法，請向您附近熱心於預防的齒科醫師詢問。

②家庭中的實施情形

將前述市面上所販賣的氟素漱口劑成品，五至十㎖放入口腔三十秒至一分鐘，將口腔全部清理乾淨；另外有關於氟素漱口劑的問題，請向您附近熱心於預防的齒科醫師詢問。

含有氟素的牙膏

如前文所述，牙膏對於預防牙周病非常有效果，可是對於其預防齲齒的效果則完全無法令人期待。但是如果使用的是含有氟素的牙膏，對於其預防齲齒的效果則非常令人期待。

就國際的觀點而言，含有氟素的牙膏在所有牙膏之中，所佔的比例約百分之九十以上，所以在海外沒有添加氟素的牙膏非常難見。然而，含有氟素的牙膏在日本的情況是，一九八〇年代中期約百分之十五以下，現在約增加至百分之五十；在小孩子方面，已經約有百分之五十至八十使用含有氟素的牙膏，種種的報告都已經指出。所以，今後的齲齒預防效果令人期待。

但是，齒科關係者仍然有其問題存在，因爲主張「勿沾牙膏刷牙」之理解不足的齒科關係者所在都有，是妨礙含有氟素的牙膏普及化的重要原因之一。至於，在日本國內所販賣的含氟牙膏的氟素濃度約九〇〇至一〇〇〇ｐｐｍ左右。

氟素塗布法

現在，提到日本的氟素預防就會讓人聯想到，相當普及化的氟素塗布法；氟素塗布

表⑤ 含有氟素的牙膏

商 品 名	廠 牌
Miacb－clean white and white lion PC clinica PC clinica（兒童用） Xylident lion Xylident lion（兒童用） lion 兒童牙膏 brush lion Denta lion Denta lion 爽快薄荷 Z－systemalion 藥用液狀刷牙劑 Clear Check－Up Check－UpChild Check－Up foam	lion 獅子
White－sunstar 兒童牙膏 New delicate 藥用 Duncre Dentel Paste Duncre 電動牙刷、牙膏 藥用 Apwhite Ora2 Duncre	sunstar
資生堂 Wity Mild	資生堂公司
Clear Clean Clear Clean 兒童用 Guard halloo Clear Clean Enamel care Guard halloo（鹽性牙膏） Vitash	花王
Prosl Cool & Clean Omlon HT－GER2	日本傑多克公司
agua fresh 牙膏 agua Extra fresh 牙膏 agua fresh protect 牙膏	史密斯·克萊恩·比亞母製藥公司
Ger－teen	森村
卡拉尼那牙膏100 卡拉尼那牙膏900pw	區美牙科
Co－op 兒童牙膏 F Co－op 牙膏 white F Co－op 藥用牙膏	日本生活共同組合協會
藥用 Toriza	約製藥
Spruildent	安麗
Home Gel	TP Japan Inc
Stanguand	白水貿易
Lenobigo（噴射100ppm）	桑匿伯特製藥
固齡玉牙膏	固齡玉

法的確具有相當的效果，但是如果沒有定期性地實施與管理，則其效果恐怕無法令人期待。

每年一次的齲齒預防日中，常聽到接受氟素塗布法的媽媽抱怨說：「我的孩子接受氟素塗布法，但是無效。」這也是對氟素效果產生疑問的原因之一。

過去，氟素被認爲其具有「使牙齒健康強壯的作用」；但是，明確發現的氟素效果是「脫鈣的抑制作用」和「再鈣化的促進作用」。由於如此，必須轉換概念而將低濃度的氟素溶液接觸多數的牙齒才是。

就此而言，一年一～二次實施高濃度的氟素塗布法，因爲其所耗費資金極高，所以不適用於公共衛生的預防法。同時，使用高濃度溶液時，必須有專家的協助，因此適合於齲齒預防會場的展示活動、齒科醫師公會和行政單位所共同宣傳的預防法，卻不見得會有好效果。

齲齒預防展示活動會場中的氟素塗布法，多半是經由通電利用價值昂貴的離子導入法來實施，但是有人提出沒有通電比有通電的離子導入法更具效果。

今後，如果將氟素塗布法視同爲齲齒預防法的代表，則會產生極大的問題。

局部應用法的安全性

海的氟素濃度約爲一・三ｐｐｍ，一般在美國所廣泛實施的自來水氟化之氟素濃度約爲一ｐｐｍ，而依規定則成人每日攝取氟化的自來水約一・三至一・七mg，小孩子約一mg左右。

由此看來，在實施自來水氟化的地區，即使進行氟漱口或含氟牙膏，則口腔中所殘留的氟素量也不會有大問題。

指導氟素塗布法的牙醫師之中，有人說：「使用氟漱口或含氟牙膏，則口腔中所殘留的氟素量會有過高的危險」，但也未對聆聽者詳細說明氟素塗布法的氟素濃度與使用量，而馬上對患者實施，好像對自己所推薦的氟素塗布法比較具有信心。

其實，氟素塗布的氟素濃度相當高，所以進行實施當時，必須有齒科醫師或齒科護士在旁監督指導。

昔日，北九州曾經在沒有人的監督指導之下，因爲氟素塗布的耗費金額與行政費用過高，而桶出了相當大的紕漏。

當然，被管理的氟素塗布之使用量應該有其安全限制，所以必須多加注意是否使

方　法	使用溶液、劑型的氟素濃度	一次使用量		口腔殘留的氟素量	
		使用量	氟素量（mgF）	殘留比例（百分比）	殘留量（mgF）
氟化物齒面塗布	9,000～12,300ppm	≦2mℓ	≦18～24.6	6～17	1～3（平均1.83）
氟化物漱口（每日一次）	200ppm（幼稚園或托兒所兒童）	約5mℓ	約1	10～15	≦0.1～0.15
含氟牙膏	≦1,000ppm	≦1mℓ	≦1	≦30	≦0.3

表⑥　依據氟化物局部應用法時，口腔中所殘留的氟素濃度

用過量。

由此可見，每日使用氟漱口或氟素牙膏後，口腔所殘留的氟素量比進行氟素塗布後，口腔所殘留的氟素量還少很多。

如果更進一步了解其量，則不過是幾杯茶或紅茶中所含的氟素量而已，如此一來，還會有誰會說使用氟漱口或氟素牙膏會有危險呢？

氟素塗布法可以由一歲半的兒童時期即開始，二至三歲時可以開始使用含氟牙膏，而托兒所或幼稚園期間可以開始學習氟素漱口，四至五歲時則可開始實施氟素漱口法。

第五章

普及於全世界的氟素預防效果

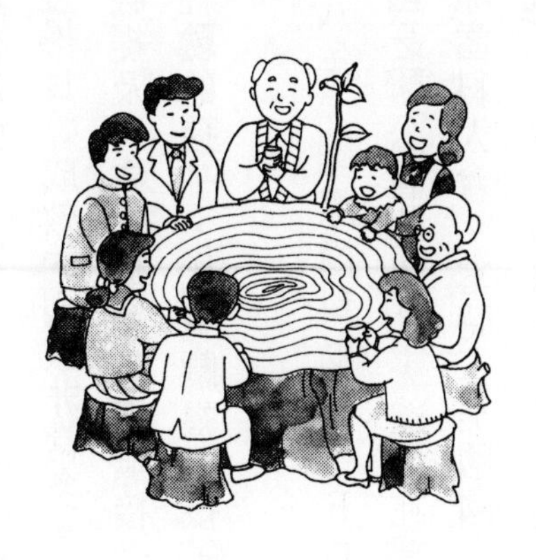

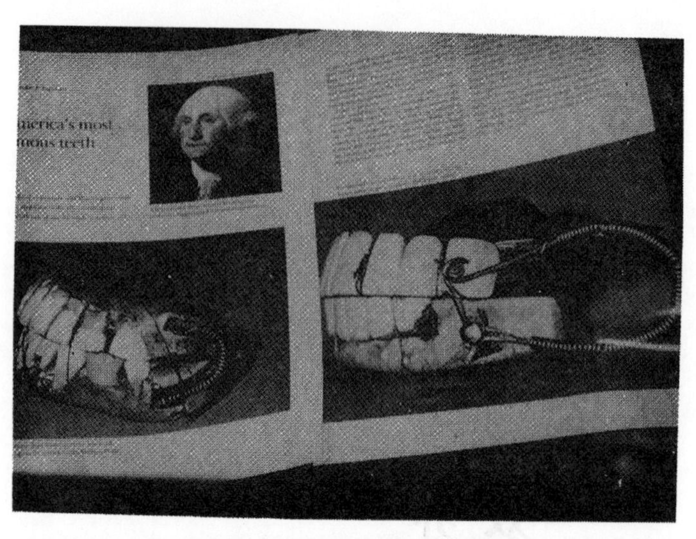

美國首任總統華盛頓的義齒

過去有很多人會因爲齲齒的痛苦而流眼淚，如上圖中的美國首任總統華盛頓也裝有義齒。

許多齒科關係者非常熱誠，爲了排除因齲齒裝置義齒的不安與痛苦，進而實施利用氟素且具有效果之公共衛生水平的齲齒預防法，獲得良好成效的國家非常多。

前文曾經提及，完全無齲齒與無接受過牙齒治療經驗的孩子，比有齲齒的孩子人數還多。

一九八八年，國際齒科聯盟（FDI）獲得美國牙醫公會的協助，遂而在首都中舉辦國際齒科大會；當時，美國國立齒科衛生研究所（NIDR）的哈洛特・雷所長（當時），發表了「科學性齒科保健——四十年歷史——序言」，陳述如下：

「今天，我們人類已經獲得預防手段，來對付早期令人煩惱的『齲齒』，所以青壯年時代不再喪失所有的牙齒，而五至十七歲的孩子們也已經超過半數永久齒沒有齲齒經驗，可見疾病預防與齒科保健成效的提升。所以，以後更要誠心誠意地努力。」

簡而言之，現今的齲齒預防工作是以美國爲首；其次，後文將針對各大陸的齲齒預防工作情形來說明氟素的偉大貢獻。

(1) 南北美洲諸國

美國牙醫公會的偉大精神

一九四五年當時的美國，十二歲的兒童每人平均約有十顆的齲齒，但是重度蛀牙的兒童也非常之多，所以預防齲齒這種國民病成爲當時必要且有效之行爲。直至一九四八年時，美國國立齒科衛生研究所（ＮＩＤＲ）由美國國立衛生研究所（ＮＩＨ）獨立出來，此點已經在前文有所提及。

經過首任所長迪恩和衆人努力致力於自來水氟化普及化的結果，使得自來水氟化普及實施於全美國各地，並且愈來愈廣泛；至一九五〇年時，美國牙醫公會更協助推行。現在，自來水氟化實施於大約一萬個都市，而全美大約有百分之六十二・五的人享用著添加了氟素的自來水。

一九九二年時，美國牙醫公會和美國國立防疫研究所（CDC）發行了教育一般人的小手冊《自然的齲齒預防法——自來水氟化》，下面將介紹之。

※自來水氟化之實施對象，由小孩至高齡者等人之健康皆有效。

※自來水氟化具有安全性。

※自來水氟化的經費少，而且可以節省牙齒治療費。

自來水氟化手冊

令人驚訝的現象是，美國牙科醫師所強調的「自來水氟化可以節省牙齒治療費」，但是此句話對於日本的牙醫公會而言是「牙醫公會的敵人」而遭到修理。

這本書還附記了美國牙醫公會及美國公共衛生局（PHS）長官的聲明文書：「爲了公共的利益，美國牙醫公會還強烈地強調，自來水氟化具有安全性，並且對於預防齲齒有其效果。由一九五〇年牙醫公會的方針開始此種支持，而且會持續下去。」（美國牙醫公會之聲明）

「自來水氟化對於地區整體的齲齒預防而言，其成本盈餘比最佳（預防費用和預防方面可以減輕治療費的比重多寡），是最容易實施與最安全的齲齒預防法。所以，自來水氟化是地區性預防齒科疾病的不可或缺方式，所以更要持續地實施。」（美國公共衛生局長官聲明）

美國對於國民有維持並增進健康的助益外，對於世界最先進的醫學研究也有極大的貢獻。同時，他們不但使研究有益於國民，並且也積極地推行公共衛生的預防活動，成績斐然。

美國公共衛生局（PHS）

HHS（Department of Health and Human Services）是保護美國國民健康，提供美國國民不可或缺之醫療的美國主要政府機關，其本部設置於首都華盛頓，擁有健康（Health）和人類服務（Human Services）兩大部門，相當於日本的衛生署之性質。但是，其對於國民的健康與精神的積極態度卻與日本的衛生署大異其趣。

ＨＨＳ的職員共有五萬七千五百人，其年度預算約三千五百九十億美元，其政策在於國家、州政府或地方政府等相關機關部門中實施。公共衛生局ＰＨＳ（Public Health Service）擔任了ＨＨＳ的健康部門。而在本書中所介紹的美國國立衛生研究所、美國國立食品醫藥局、美國國立防疫中心等八大部門都隸屬於ＰＨＳ，同時又有三大部門隸屬於ＨＨＳ；接下來，將其中與齲齒預防的相關部門簡單介紹：

※美國防疫中心（ＣＤＣ）

ＣＤＣ（Centers for Disease Control and Prevention）的主要功能是保護國民，避免其罹患疾病。其於一九四六年所設立，本部設置於亞特蘭大，其職員總數爲六千五百人，年度預算約爲二十三億美元（一九九八年）；同時，其派遣了幹部前往二十五個以上的國家，努力地挑戰疾病預防，避免其成爲國際問題。自來水氟化乃隸屬於ＣＤＣ，其接受外國的研修生，教育訓練之以協助自來水氟化的實施。

※美國食品醫藥局（ＦＤＡ）

ＦＤＡ（Food and Drug Administration）主要功能在於審查與保證食品和醫療藥品安全性的機關，創設於一九〇六年，本部設置於馬利蘭州的洛克維，其職員總數約九千二百人，年度預算約爲九億七千兩百萬美元（一九九八年）。

備受信賴的美國牙醫公會（ADA）

美國牙醫公會提供給齒科關係者《建造自來水氟化的地區社會》的小冊子，是爲了實現自來水氟化，一一分項目地加以介紹實踐方法，包括與報導媒體機關相聯繫的宣傳實踐法，也記載了「自來水氟化的活動之中，曾提到『氟素是自然的預防法』這類的句子，將成爲最佳的宣傳資訊」的宣傳文章。

自來水氟化是最佳的齲齒預防法，國民對於其減少齲齒數的功能有很大的期待，並且對於與齒科醫師之利益背道而馳的自來水氟化，普及化宣傳活動投注心力；而美國牙醫公會的積極態度與過去認眞的努力，當然備受人民的信賴。

在美國地區，不僅是牙醫公會，連醫師公會、藥劑師公會、政府研究機關等公家機關，對於自來水氟化都抱持了贊成的態度，而學校中的教師公會（教職員公會）、消費者聯盟，也都支持自來水氟化。連日本消費者運動家所崇拜的美國消費者運動代表人物拉爾夫．內達先生也不曾反對過自來水氟化。

但是在日本卻發生其他國家所無法想像的反對現象，大部分的教職員公會和消費者聯盟，對於氟漱口和含氟牙膏的局部應用法加以反對。不僅如此，連專業的齒科

表⑦ 推行自來水氟化的國際性機關

美國過敏協會、美國小兒科協會、美國小兒齒科協會、美國科學推行協會、美國齒科研究協會、美國齒科大學協會、美國公衆齒科衛生協會、美國齒科大學教職員協會、美國科學和健康協議會、美國齒科助理協會、美國齒科醫師會、美國齒科衛生護士會、美國糖尿病協會、美國營養學協會、美國勞動公會與工業會、美國醫院協會、美國營養學研究所、美國醫師會、美國看護協會、美國整骨療法學會、美國藥劑師會、美國公共衛生學會、美國公衆福祉學會、美國學校保健學會、美國臨床營養學會、美國小兒齒科學會、美國獸醫師會、美國自來水事業協會、學術保健所協會、公衆衛生獸醫師會、州政府及地區齒科領導者連絡會議、英國齒科醫師會、加拿大災害疾病保健協會、加拿大齒科醫師會、加拿大醫師會會、加拿大看護協會、加拿大公共衛生協會、公共衛生科學中心、美國小兒研究協會、慢性疾病對策委員會、美國消費聯盟、加拿大國立健康福祉部、三角洲齒科計劃協會、歐洲齲齒研究協議會、美國實驗生物聯盟、國際齒科聯盟、食物營養協會、英國保健部、美國健康保險協會、加拿大健康聯盟、健康協會連絡委員會、國際齒科研究學會、歐洲健康問題連絡委員會、麻醉藥醫院、國際科學學院、國立癌症研究所、全美糕餅製造業協會、全美家長和教師協議會、國立健康會議、國立齒科衛生研究所、國立法律市政行政官協會、國立研究協會、紐約醫學協會、倫敦公立醫科大學、毒物學協會、旅遊保險協會、美國農業部、美國國防部、美國環境保護局、美國青年商業會議所、美國公共衛生局、美國防疫中心、食品醫藥局、健康資源局、印第安保險局、國立衛生研究所、美國 WHO、世界保健機關等等。（1993年美國牙醫公會編）

醫師也都避開氟素的相關問題，甚至連大學中的教授也未曾對學生提出氟素的概念。

美國WHO（PAHO）的國際支援

爲了保護南北美洲大陸中的二十八個國家國民的健康，美國在首都華盛頓設置了美國WHO（PAHO），其主要的工作就是推行中南美諸國的自來水氟化之預防事業，由凱洛格財團、國際扶輪社、開發銀行等支援團體中獲得數十萬美元的援助，而美國WHO扮演了預防計劃領導者的角色。

擔任美國ＷＨＯ之齒科負責人的亞斯大比蘭第醫師參加了作者（山下）所主辦的齲齒預防國際義工團隊，同時於一九九八年四月在中國的江西醫科大學（南昌市）及北京醫科大學（北京市），對自來水氟化和食鹽氟化等主題進行演講。

自一九六四年開始，美國國立齒科衛生研究所支援南美哥倫比亞的自來水氟化和食鹽氟化，而將其與八年後的一九七二年來加以比較，則其結果顯示實施自來水氟化、鈉化氟（NaF）食鹽或鈣化氟（CaF）食鹽與沒有施行氟化的城市相比較，由六歲至十四歲的每人平均齲齒數減少了一半之多。

依靠食鹽氟化使齲齒數減少百分之八十五

我們來看看牙買加所施行的食鹽氟化事業，其食鹽氟化開始於一九八七年，十二歲兒童的每人平均齲齒數約為六．七顆，八年後的一九九五年，十二歲兒童的每人平均齲齒數約為一．一顆，大約減少了百分之八十五，更令人驚訝的是，十二歲兒童完全無齲齒者約佔了百分之六十一。

依據食鹽氟化事業的成效而言，只要投資一美元，就可以減少四十一美元的牙齒

表⑧ 南北美洲地區的氟素添加 PAHO（1998年5月）

自來水添加氟素		食鹽添加氟素	
國　名	普及率	實施中	計劃中
美國	62.5%	烏拉圭	巴拉圭
巴西	42.1%	波利比亞	薩爾瓦多
聖保羅	90.0%	哥倫比亞	瓜地馬拉
智利	42.0%	厄瓜爾多	宏都拉斯（即將實施）
加拿大	39.2%	秘魯	尼加拉瓜（即將實施）
阿根廷	30.0%	委內瑞拉	里斯
委內瑞拉	27.2%	哥斯大黎加	古巴
多明尼加	16.0%	巴拿馬	多明尼加（即將實施）
墨西哥	12.0%	牙買加	圭亞那
巴拉圭	11.0%	墨西哥	特立尼達、多巴哥
瓜地馬拉	9.5%		
烏拉圭	2.7%		
古巴	2.4%		

治療費，維持一段時間，則減少（節約）牙齒治療費的可能性很大，對於擁有長久自來水氟化經驗的美國，只要投資一美元，就可以減少五十美元的牙齒治療費。

美國的防疫中心（CDC）在田納西州的麥弗利巴洛市，設置了自來水氟化訓練所；最近，對於波多黎各、阿根廷的三十位水道技師、齒科醫師前來協助教育。同時，韓國也邀請了水道技師、齒科醫師每年接受教育訓練，如此一般，美國的自來水氟化和食鹽氟化對於外國的預防活動進行經濟援助，也積極進行教育訓練。

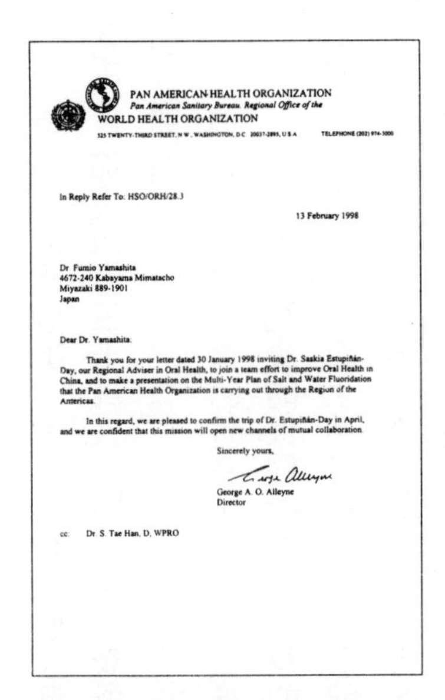

PAN AMERICAN HEALTH ORGANIZATION
Pan American Sanitary Bureau, Regional Office of the
WORLD HEALTH ORGANIZATION
525 TWENTY-THIRD STREET, N.W., WASHINGTON, D.C. 20037-2895, U.S.A. TELEPHONE (202) 974-3000

In Reply Refer To: HSO/ORH/28.3

13 February 1998

Dr. Fumio Yamashita
4672-240 Kabayama Mimatacho
Miyazaki 889-1901
Japan

Dear Dr. Yamashita:

Thank you for your letter dated 30 January 1998 inviting Dr. Saskia Estupiñán-Day, our Regional Adviser in Oral Health, to join a team effort to improve Oral Health in China, and to make a presentation on the Multi-Year Plan of Salt and Water Fluoridation that the Pan American Health Organization is carrying out through the Region of the Americas.

In this regard, we are pleased to confirm the trip of Dr. Estupiñán-Day in April, and we are confident that this mission will open new channels of mutual collaboration.

Sincerely yours,

George A. O. Alleyne
Director

cc: Dr. S. Tae Han, D, WPRO

美國 WHO（PAHO）所長
喬治亞廉之信函

山下先生

1998年2月13日

在下已經收到貴國1月30號的邀請函，非常感謝您們的邀請；另外，受邀請的「美國WHO」之口腔保健部長亞斯大比蘭第醫師目前正參加中國研究，而我們美國 WHO 事務所，已經長年推動地區性的食鹽氟化事業，或是自來水氟化事業，如果能加以確認的話亞斯大比蘭第博士可以在四月訪問中國的過程之中，與中國建立新的相互關係。

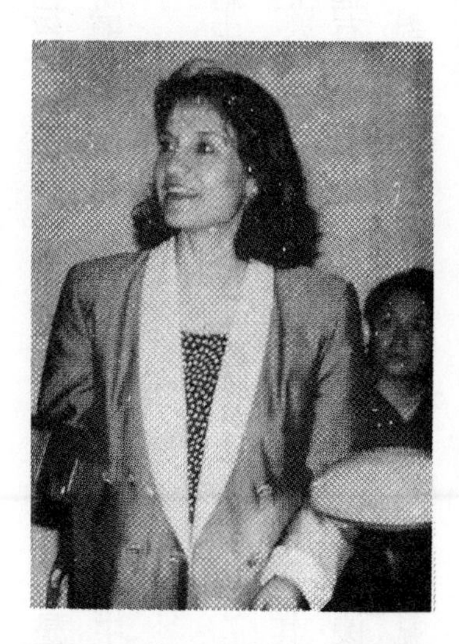

亞斯大比蘭第醫師於北京醫科大學進行演講，西元1998年。

亞斯大比蘭第醫師的信函

山下文夫先生

1998年7月1日

謝謝您提供中國的最新資訊，我剛剛完成中國訪問報告；由電子郵件之中，我發現您比過去更加忙碌了，所以祈禱您能保持身體健康。最近有較為麻煩的事情嗎？可以寫信加以告知。最近，我預計有一個月在南美洲出差，預定八月中旬回國。所以，請多加連絡，連絡方式如下。

現在，南北兩美洲大陸約有三億人已經實施自來水氟化和食鹽氟化。但是，近來預定增加爲四億三千萬人，因爲如上表所顯示的南美諸國之食鹽氟化計劃之中，最近即將開始。

亞斯大比蘭第醫師曾在中國進行演講中提到：

「爲了達成社會的保健計劃，醫療的支援與能力有其限度，其資金也有其限度；因此，我們以公共衛生爲目的，必須引進有效且具有效率的預防法，對於佔優先順序的預防活動，必須投入充分的人力資源，對於期待許多人的健康而言，推行氟化事業乃勢在必行，這是一種很好的公共衛生預防法。」

(2) 歐洲

歐洲的自來水氟化與牙醫公會的態度

歐洲諸國自一九八〇年以後，牙科保健有顯著的進展。尤其社會福利充實的北歐諸國的牙科保健，有明顯的改善。這些國家的有效預防蛀牙的對策，當然是適切利用氟。在歐洲國家中，位於大西洋的火山島國冰島，以法律規定所有自來水必須添加氟。在英國，自來水氟化的普及率約為二〇%，但是，英國牙醫公會努力更普及這種有效的預防蛀牙方法。

在愛爾蘭，約克大學的迪尼士教授發表，在愛爾蘭都伯林所實施的自來水氟化的卓越效果，依據這項發表顯示，一位十二歲兒童的蛀牙數，在一九六一年為六．七顆，一九七〇年為四．五顆，一九八四年為二．二顆，而一九九三年則為一．二顆，激減到五分之一。

一九九八年十一月時，英國的自來水氟化反對派，傳送電子郵件給作者（山下），表示他們的反對意見；其內容多舊調重談、不足為道，但是如果被無知的人所聽到，則內心會產生不安感。不論美國、澳洲或任何一個國家，都有狂熱的反對者存在，而他們都喜歡煽動世間的不安。

如此般地，他們也積極地對其他國家張開反對的網絡，提倡者在此種煩惱之下，在英國由英國牙醫公會，對反對抱持著毅然決然的態度。

當然，自來水氟化絕對是安全的，不會有反對派所言的不幸災害發生。為了解開這些誤解，並且保護國民的健康，應明確主張推行自來水氟化並且採取行動。英國牙醫公會的態度是日本齒科關係者，和政府負責人所必須學習的。

歐洲對於自來水氟化的推行非常努力，但是不像美洲或大洋洲（澳洲或紐西蘭）一般地普及化。而歐洲所取代使用的方法，有全身應用法的添加氟素之食鹽、氟素錠劑、氟素滴液，或者使用局部應用法之氟素漱口、含氟牙膏等等，相當普及。

瑞士首先開始在食鹽中添加氟素

一九五〇年代前半，瑞士是世界上首先在食鹽中添加氟素的國家。其在製作食鹽的過程之中添加氟素，並且調整至適合預防齲齒的濃度，而最早提出此一方案的人，是婦產科醫師維士比。

本來，在二十世紀初，在瑞士的阿爾卑斯山地區，有許多居民罹患了甲狀腺腫脹的風土病；到了一九二二年，大家爲了預防此疾病而在食鹽中添加氟素，並且獲得良好的成效。所以，婦產科醫師維士比爲了預防齲齒也在食鹽中添加氟素。

蘇黎士州採納他的意見，於一九五五年在平常所販賣的家庭用食鹽之中加入氟素。而食鹽專賣局認可在一公斤的食鹽中加入九十㎎的氟素。「執行成效快而佳」的物質即是良品，其他州也群起仿效學習，在食鹽中添加氟素的國家，到了一九六六年其氟素食鹽占了家庭用食鹽市場的百分之六十五。而對預防齲齒眞正具有良好效果的氟素濃度，已經調整爲在一公斤的食鹽之中，加入二百五十mg的氟素；對於瑞士其他有實施自來水氟的地區，其預防效果也相同。

其後，約莫一九六〇年代中期流行到其他國家，匈牙利也開始了食鹽氟化。到了一九八〇年代，法國與德國也在家庭用的食鹽中加入適當的氟素。

採行氟素漱口，獲得成效的北歐諸國

北歐諸國瑞典、芬蘭、挪威、丹麥等國家，孩子們齲齒數減少的現象也令人刮目相看。

在WHO（世界保健組織）的齒科保健典範國芬蘭，早在一九八〇年代中葉就期許自己一個目標，在二〇〇〇年時，十二歲兒童的平均齲齒數能減少到三顆以下。至一九九〇年代，齲齒數已經減少了許多，有些地區甚至減少到一顆以下。在這些國家之中，爲了保護孩子的健康，而加以法律規定，以努力地預防齲齒爲國家責任。

本來，平均齲齒數多的北歐諸國，所採用的齲齒預防有效對策是氟素漱口。一九六〇年時，杜雷爾和艾力克遜的報告中指出，對孩子所進行的氟素漱口產生了最大的齲齒預防效果。依此報告，氟素漱口在北歐諸國的各級學校中廣泛實施。

同時，人們也開始使用全身應用法的氟素錠劑，齲齒預防對策是國家的對策，而芬蘭的保健所與衛生所，也免費提供氟素錠劑。由於如此，十二歲兒童的平均齲齒數由一九七五年的六・九顆，到一九八二年減少到四顆，到一九九一年減少到一・二顆，約莫減少到五分之一以下。在北歐諸國中，齲齒預防的實施策略被認爲是國家與自治體的責任，以進行預防活動。

同時，現在在各個國家之中，含氟牙膏約占了市場的百分之九十五至九十九，因爲已經建立了利用適當濃度的氟素的齲齒預防環境。因此，在芬蘭等國，氟素漱口有相當大的成效，現在還被兒童（齲齒危險性高的孩子）和個人所利用。

荷蘭的齒科醫療改革

接下來，我們將介紹北海道大學的保木芳德教授所書寫的「荷蘭齒科醫療改革成功的方法」（《星期五週刊》一九九六年十一月1號）。

「荷蘭十二歲兒童的平均齲齒數爲一・一顆（一九五五年），這是歐洲各國之中最低的數字，爲日本同年齡者的三分之一～四分之一；對其齲齒數減少的理由加以研究，由其中可以看出有關氟素的適當利用。根據基礎研究的成果指出，雖然中止了自來水氟化，但是含氟牙膏、牙線和含氟的口香糖，對於抑制牙齒的脫鈣作用，與促進再鈣化作用有相當大的幫助。可見，這個國家的研究者，對於齲齒的基礎研究相當腳踏實地，並且將其回饋與教育社會大衆。

有關荷蘭的齒科保健，有其三位一體的特殊背景：齒科醫師和科學家的意願可以說是，以保護國民的牙齒健康爲主要目的，並且有『賢能政府』支援保護國民牙齒健康，以及市民意識的不斷提升。換句話說，撲滅齲齒已經不是夢了！」

荷蘭也實施了自來水氟化，因爲其成果非凡，所以也有偉大的學術論文出現。但是，受到美國反對派的利用，荷蘭的傳播媒體煽動著不安情緒的戰術威脅之下，而中斷了實施中的自來水氟化。

這和日本學校在供給營養午餐中添加了離氨酸的問題一樣，因爲由一部分少數人所操縱的傳播媒體，而中止了行動，這些都是不好的例子。因爲，本來荷蘭政府是積極地贊成氟素預防，並且加以推行的。

木糖醇是商業主義的產物

以利益優先的阿帕卡特牙膏，不斷地藉著電視媒體，對國民宣傳「牙齒即是性命」和「潔白的牙齒」，並且獲得相當大的人氣；但是最近卻逐漸走下坡。其含混了牙齒成分的牙膏，基本上和口水的成分差距不大，因此一開始不會有大成效。

阿帕卡特牙膏不斷地對國民宣傳「牙齒即是性命」和「潔白的牙齒」等口號，但是卻沒有提供正確的齒科知識。就世界而言，在牙膏中加入氟素是一般的常識，但是以利益優先的阿帕卡特牙膏卻對此忽視，使得國民的牙齒健康後退了數年，其背景是被傳播媒體的宣傳所誘引，使我們隱約可見齒科關係者，放棄了保護國民牙齒健康的責任。

接著，在國民面前登場的是木糖醇，雄赳赳地像齲齒預防的王牌一般，登場於一九九七年四月的電視新聞。木糖醇乃由白樺和樫樹等樹木中，採取其成分爲原料的天然素材甘味料，由一九七二年至一九七四年之間，在芬蘭杜魯克大學中利用此種物質來進行齲齒預防研究。

其後，在各個地區之中以孩童爲對象，進行木糖醇的實驗，並且發表許多報告；說明木糖醇對於齲齒預防有其成效，尤其可以活化一種克制齲齒的謬坦斯細菌，所以具有抑制蛀牙的作用。其甜度與砂糖相同，加上又可以預防齲齒，所以傳播媒體競相報導。但是，眞實的情形又如何呢？

木糖醇的故鄉在芬蘭，在一九七五年當時即每人平均齲齒數比日本還多，但是到了一九八八年，以十二歲兒童的平均齲齒數急遽改善爲二顆，在短時間中達成了WHO於二〇〇〇年的理想平均齲齒數目標值三顆；但是，並非木糖醇所帶來的效果。

芬蘭於一九七二年制定了國民健康法，而齒科領域以小孩子的齲齒預防爲最優先來進行，而齒科醫師的意識由治療中心改革爲預防中心。

芬蘭的優瑪克萊先生是推行預防的齒科醫師，他於一九九四年和一九九六年前來日本，對我們有下列建議。

「芬蘭的平均齲齒數急遽減少的原因，在於適當地利用氟素；其成功案例中有百分之六十是利用氟素的成果，百分之三十是含有木糖醇的飲食指導，剩下百分之十是刷牙的成果。」

他並沒有主張木糖醇最具齲齒預防的效果，而是以國家的水平來進行法律環境的準備、積極地活用氟素，才是芬蘭兒童齲齒預防的關鍵。而芬蘭在幼稚園或學校之中進行氟素漱口，而保健所免費提供氟素錠劑，並且在市場可以買到氟素漱口液，且含氟牙膏在市面上占了百分之九十九，和日本的情形迥然不同。

從歷史的觀點來看，一九七〇年代以後，氟素的齲齒預防效果爲全世界所公認，其在芬蘭也被積極的活用，並且獲得良好的效果；而使用木糖醇來預防齲齒也是比較後來的事情。

讀了好幾遍芬蘭的國情報告，木糖醇對芬蘭兒童的齲齒預防具良好效果方面，連一句話都沒有刊載。爲什麼不傳達事實呢？一九八九年，全芬蘭的口香糖中都加入木糖醇，排除加入砂糖是不容置疑的事實。雖然如此，這些說法尚不足以說明木糖醇是齲齒預防的主角，而證據可以說明一切。但是，最近的商業廣告該如何解釋呢？

與先前以利益優先的阿帕卡特牙膏相比較，其對齲齒預防較有效果。電視上不斷地報導「芬蘭的每人平均齲齒數爲爲日本的三分之一，乃依靠木糖醇……」，被大眾誤解爲只依靠木糖醇就可以減少齲齒數至三分之一，其內容過分地誇大宣傳是不可否認的事實，同時也沒有給與日本國民正確的芬蘭齲齒預防史。基本上，其宣傳手法和「牙齒即是性命」和「潔白的牙齒」酷似。

沒有向大眾傳達正確的牙齒健康資訊，而封鎖最具成效的齲齒預防策略：氟素之活用，其手法無異於「阿帕卡特」的利益優先之思考方式。但是，爲什麼不傳達眞實呢？

人口約五百萬的小國家芬蘭，是俄羅斯的鄰國，也是最鄰近日本的歐洲國家。自從蘇聯政府瓦解之後，不僅該國的經濟衰微，連芬蘭的經濟也隨之吃緊衰微，由於如此，才將木糖醇作為振興國家產業策略的搖錢樹，使之成為商業戰略。

我們可以加以推測日本商業界可能也是共謀之一，其實我們可以針對木糖醇和阿帕卡特的優劣來進行評估，但是其販賣的品質卻差距不大，都是不擇手段的利潤追求主義者。

我們可以思考百分之七十的木糖醇，與百分之三十的砂糖之使用方式，對於齲齒有預防效果嗎？但我不是否認其對於齲齒的預防效果。

代用糖的利用「對於牙齒健康有益」，所以應該加以推行採用，如果可行，我們可以將環境加以整理，將加入砂糖的口香糖用代用糖取代；由於如此，雖然部分的利用可以理解為有保護牙齒的效果。

但是，依據商業界的利益優先主義，而對於國民隱閉保護牙齒的健康資訊以及其最大要因氟素，這種欺瞞國民的態度真令人懷疑。

在這半世紀中，偏向於「隱藏推行齲齒的氟素預防」，而傳播媒體持續報導，抱持一致的態度來保護商業界，傳播界應該好好檢討，不可以不顧及資訊來源有問題，卻一直提供給國民假的資訊，這樣會被認為日本沒有真正的專業人士的感覺。

接下來，我們來介紹歐洲的情況。

歐洲諸國的公共衛生預防法之中，自來水氟化被視爲公共衛生之中最優等的齲齒預防法；但是，自來水氟化的普及率還是不高。可是，另一方面，自來水氟化比起食鹽氟化來說，經費不高且較不耗費時間。但是，無論如何，歐洲諸國還是由政府、牙醫公會，協助免費分發氟素錠劑或氟素滴液，並且指導國民氟素應用法，而諸如此類的情形和日本國差異極大。爲了保護國民的口腔健康，在歐洲的大學、研究所進行研究，而政府和牙醫公會也不斷地推行氟素預防法，這些活動是不容置疑的。

其問題關鍵在於自來水氟化在預防上的費用，對個人而言非常昂貴，在福利政策進步的北歐諸國，其居住人民的高額稅金之負擔，也能獲得相當程度的理解，並形成共識。

可是，齲齒的預防費用如北歐諸國一般昂貴，但是在日本不平不滿的聲音卻日益高漲；由於如此，對於到底費用較低的美國方式比較好呢？還是費用較高的歐洲方式較好呢？這必須由政府行政單位或齒科醫師，在事前提供給國民正確知識與資訊才行。可是，如果以「預防會使齒科醫師損失」爲理由，而讓國民不知道氟素的效能則太不應該了！

(3) 在亞洲也開始預防

日本在經濟和產業領域之中，經常扮演了領導者的地位。但是，在齲齒預防方面在亞洲可說是落後國家之一。

在亞洲地區之中，已經實施自來水氟化的地區，以約一千萬人的馬來西亞爲首，新加坡、香港、越南、以色列、韓國等八個國家爲主，約有三千萬人受益，而且現在仍在增加之中。

尤其，韓國最近的躍進速度較快，雖然其在一九八一年才開始實施，可是，預計在一九九八年在二十五個都市中實施，而二〇〇〇年時要有八十個都市施行其計畫。

其他還有如食鹽氟化在伊朗和緬甸所實施，氟素錠劑在台灣、伊朗、伊拉克、以色列、韓國、蒙古、緬甸、菲律賓、新加坡、斯里蘭卡和泰國等國家地區中實施。可是令人遺憾的是，日本對於自來水氟化、食鹽氟化，以及氟素錠劑等任何一種有效的預防法，毫無實施的動作。

另外，氟素漱口在亞洲諸多國家中實施，雖然日本也實施，但是接受公共衛生恩惠的孩童，只占了全部孩童的百分之一・六而已。

新加坡與香港的自來水氟化

新加坡位於馬來半島前端的位置，人口約兩百六十五萬的小國家，因爲貿易活動而使經濟快速成長，但是對於環境也投入相當多的心力，又以風光明媚的國家來吸引相當多的觀光客，有非常多的日本人也前往觀光。但是，前去欣賞新加坡自來水氟化的日本觀光客卻是微乎其微。

新加坡於一九五八年開始全面實施自來水氟化，其成果顯示，一九八九年時其十二歲兒童的每人平均齲齒數爲一・四顆（當時日本爲四・九顆），齲齒對他們而言已經變成過去的疾病。新加坡不但風景綺麗，連牙齒也美麗。

夜景被讚美價值值百萬美元的香港，與新加坡相同全面實施自來水氟化，香港是於一九六一年開始實施自來水氟化，現在十二歲至十五歲的人有百分之四十無齲齒問題，每人平均齲齒數非常之少約一・五顆。

所以，在日本對於氟素漱口或含氟牙膏莫名其妙、毫無理由地加以反對的教職員公會或消費者聯盟的人們，可能當新加坡或香港的觀光客時，在毫不知情的情況下已經喝了添加氟素的自來水。

快速躍進的韓國

人口約四千五百萬人的韓國是日本的鄰國，從歷史上看來，與日本的關係相當密切，其平均人口的齒科醫師數目是日本的一半，有關齒科治療及預防活動，都隸屬於縣政府的保健齒科醫師、齒科護士，以及都市中的開業醫師所負責。十二歲兒童的每

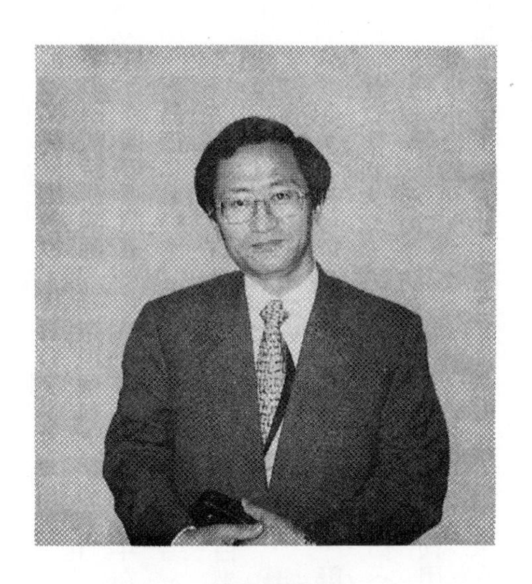

金鎮範教授

釜山大學　金鎮範教授所寄來的電子郵件

山下先生收

西元1998年7月13日

最近，在韓國衛生署之中，創立了自來水氟化推行委員會，我們以漢城大學的金鐘培教授來擔任委員長，另外，四月與山下先生同行到中國的文赫秀教授、川成大學的金同起教授與我（金鎮範）等人為委員，大家全都是山下先生的好朋友。我們於七月三日時，邀請全韓國境內的一百三十名自來水局水道技師，集合於漢城，舉辦一場實施自來水氟化的研習會。

獲清護市的自來水局局長提出一項偉大的報告。

他說：「公務員是以居民為主的工作職務」，而其以此强烈的信念來推行自來水氟化活動。

金鎮範

人平均齲齒數為三顆，韓國仍舉國一致地積極推行齲齒預防對策。

在韓國衛生署署長推行自來水氟化之情形下，由衛生署、漢城大學、韓國口腔保健協會來協助，於一九八一年、八二年在鎭海市或清州市開始自來水氟化，到一九九八年，共於十四個都市，人口約二百萬人（總人口數的百分之五）實施。

每年開始於二十五個都市中實施自來水氟化，預定在二〇〇〇年之前於八十個都市之中實施，並且計畫在最近的將來，要在五萬人口以上的都市全面性地實施，預定普及於全人口數的百分之四十。同時，縣政府在學校之中推行氟素漱口的活動，而學童約有百分之三十已經實施了氟素漱口（日本為百分之一・六）。

包含自來水氟化之預防法在內，利用氟素的齲齒預防對策之成果非常卓越。依據慶熙大學的調查結果顯示，實施了自來水氟化的都市之中，平均每人齲齒數激減，十八歲者的每人平均牙齒治療費是未實施自來水氟化地區的四分之一。

擔任韓國齲齒預防的領導者是，漢城大學齒學部預防齒科主任金鐘培教授。

一九九七年他在長崎市舉辦了第二十一屆齲齒預防全國大會的特別演講，所述如下：

「齒科醫學的目的是為了使人快樂的生活，而協助延長牙齒的壽命，增進口腔的健康。所以，在韓國憲法中第十條規定，所有的國民有追求幸福的權利，第三十五條規定所有的國民有獲得健康的權利；所以，專家和政府對於國民健康的增進要負起責任，並且進行國民生涯健康的戰略，使齲齒預防法有效果並有效率。」

一九九六年，在漢城所舉辦的第八十五屆ＦＤＩ（國際齒科聯盟）總會的開會典禮，經由金泳三總統在開會典禮中進行的祝辭：「政府所進行的自來水氟化添加物與口腔保護政策，都獲得齒科醫師的支援，對他們深表感謝。」然而，我們也對以金鐘培教授爲首的韓國齒科界深表敬意。

ＦＤＩ大會中，有許多日本人參加，當時許多日本的齒科醫師應該有在會場中，看到金鐘培教授和金泳三總統熱誠地握手。在韓國有許多人反對自來水氟化，其反對的理由是「日本無實施」，聽到此類韓國專家的對應方式可以知道，日本是其他國家的絆腳石。

中國的預防研究

中國永久齒的齲齒非常少，十二歲兒童的每人平均齲齒數爲一顆；但是，六歲兒童乳齒的平均蛀牙數約五顆，與日本的情況相同。隨著昔日經濟的成長，飲食生活也開始改變，所以大家都認爲齲齒的原因，是孩童的砂糖攝取量增加的緣故。據說全中國大陸的人口約有十二億至十三億，若每人增加一顆齲齒，則會增加十二億顆以上的齲齒，若將其視爲中國整體的大問題來思考，則情勢堪慮。

由於如此，作者於一九九七年開始，與江西醫科大學合作進行預防研究活動。

當我們一九九八年四月訪問中國時，前所介紹過的墨爾本大學齒學系醫院院長克蘭普萊特名譽教授、墨爾本大學齒學系麥克摩根講師、韓國漢城大學齒學系的文赫秀副教授、美國WHO的口腔保健部部長塞思嘉艾斯卡比蘭弟醫師、東北大學的田浦勝彥講師、神奈川齒科大學的荒川浩久助教、朝日大學的磯崎篤則助教，同時有五國的專家學者就其專業領域發表演說。

在南昌市實施了氟素液劑、氟素漱口、含氟牙膏之使用、對於臼齒進行密封層，如果可能的話，還考慮在食鹽之中添加氟素。其實，對於自來水設備尙未完備的中國來說，在食鹽中添加氟素是最具成效的齲齒預防法。有關食鹽氟化，在中南美洲有相當好的成績，其中美國WHO的艾斯卡比蘭弟醫師，可以成爲非常優秀的顧問。

依據北京醫科大學的資訊指出，食鹽氟化是湖北大學在武漢市實驗性實施的項目，將其預防效果主要以二歲至六歲的兒童爲對象，進行爲期五年的觀察。其結果顯

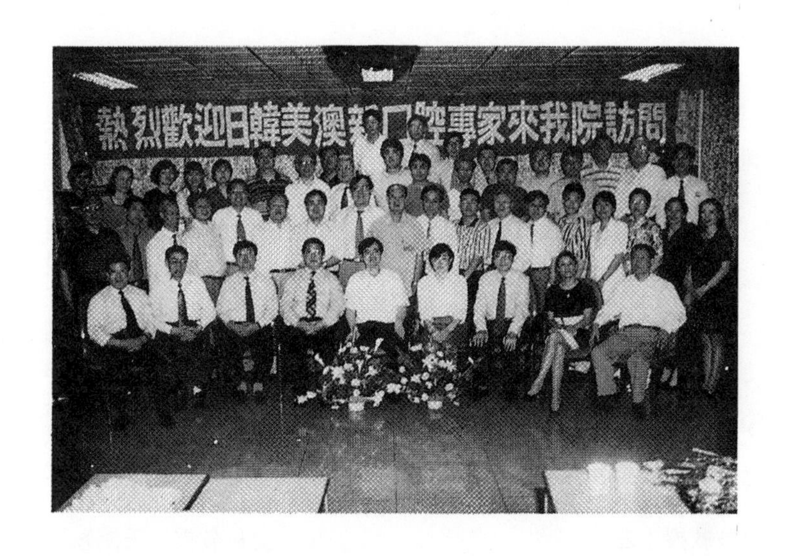

江西醫科大學校長、各附屬醫院院長、齒科專家歡迎會
（中國南昌市）1998年

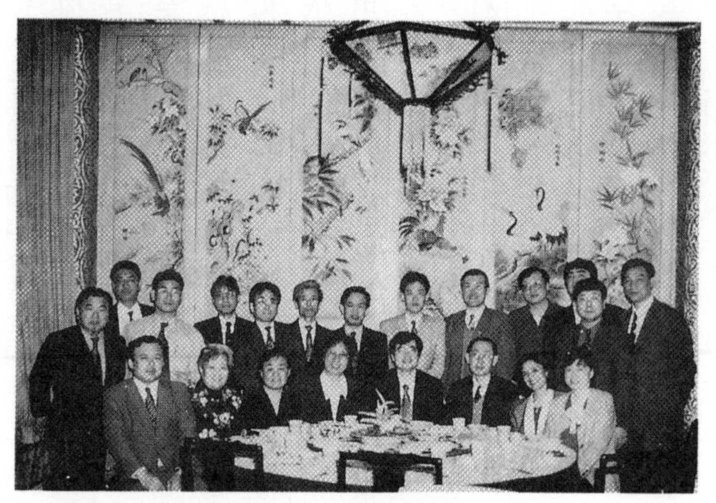

中國牙病防治委員會（中國北京市）
北京醫科大學與中國衛生署教授群之聯誼會・1998年

北京醫科大學寄來的信
山下先生收
1998年12月16日

預定2001年，於北京同時舉辦第三屆預防齒科協會與第五屆世界預防齒科大會，歡迎您的蒞臨。並且送上一本有關武漢食鹽氟化的論文。台保軍先生是湖北醫科大學預防齒科的主任，也是我的朋友。其地址如下……。我也向台先生與齒學部長傳達山下先生的訊息。連絡方式如下。楊是教授也代爲問候。

預防齒科教授　王鴻穎

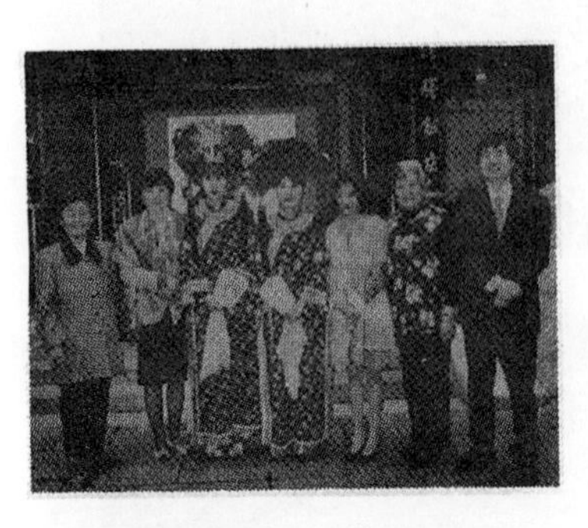

北京仿膳飯店。1998年
王鴻穎教授（右第二人）、
楊是教授（左）

示，每人的乳齒平均齲齒數大約減少了百分之四十，而十二歲至十四歲兒童的每人永久齒平均齲齒數，減少了大約百分之五十。

至於在牛奶中添加氟素的策略已經在北京市中實施。同時，氟素錠劑、液劑等方法也已經在北京和成都實施，氟素漱口則在北京和上海實施。依據美國所得到的資料指出，美國伊利諾州所使用的氟素產品，乃是日本生產五十萬個量產製品，現在已經在上海進行包裝。

(4) 澳洲／紐西蘭

自來水氟化的貢獻

〈澳洲〉

最初的自來水氟化：一九五三年

現在的普及狀況：人口的百分之六十七、氟素濃度〇・八至一ｐｐｍ

〈紐西蘭〉

最初的自來水氟化：一九五四年

現在的普及狀況：人口的百分之五十四、氟素濃度〇・七至一ｐｐｍ

位於地球南半球大洋洲的澳洲與紐西蘭，乃由十八至十九世紀的英國殖民者開始拓荒，所以是英國的聯邦國家。澳洲有日本的二十倍之大，人口約一千七百七十萬人（爲日本的七分之一），生活在約日本面積百分之七十的紐西蘭，其人口約有三百六十萬人。

國家的面積和人口不相同，對於齒科保健之想法和推行方法卻有多處的類似，同時，其也對學校的齒科保健活動，投入了相當多的心力。於一九二一年由發展中的紐西蘭，開始採納學校齒科的護士制度策略，澳洲在一九六六年才開始支援孩童的齒科保健。

當初，護士小姐因爲擔任了塡補孩童齲齒的治療師身分而活躍；但是，一九七〇年代的國際共同研究成果，卻可以歸納出「紐西蘭的成人群中，無齒顎者佔了百分之三十六」的報告結果，使得事態大爲轉變。

墨爾本市的氟化小冊子

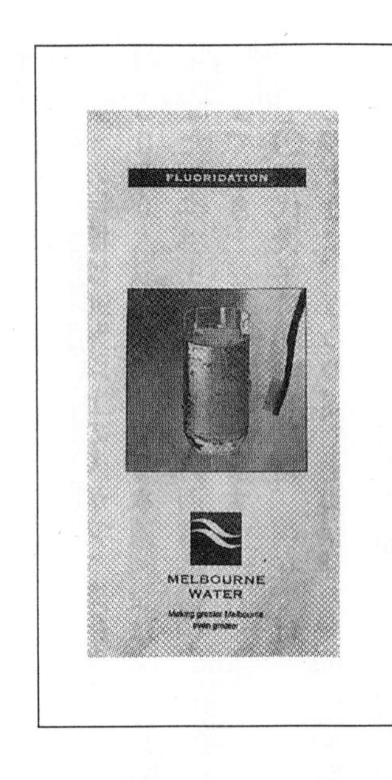

每三個壯年者之中，有一個人完全沒有自己的牙齒。由於如此，政府決定以政策保護國民的牙齒，並先由預防中心的活動轉換爲學校的齒科活動。使得護士小姐的工作性質產生變化，而治療預防中心的內容也需要轉換。

此後，澳州與紐西蘭的孩童齲齒數也大幅減少。在一九九二年當時的十二歲兒童的每人齲齒平均數，澳洲是一・二顆，紐西蘭是一・五顆。

將澳洲和日本的孩童進行比較：就五歲每人乳齒平均齲齒數而言，澳洲約一・七顆比日本的四・六顆；就十四歲每人永久齒平均齲齒數而言，澳洲約三・〇顆比日本的七・六顆（日本一九九三年的調查）。

在澳洲中，以州的名義個別設定齒科保健的目標；就西澳州的二〇〇〇年的目標而言，其對自來水氟化就設定了兩個目標：

「第一個目標是百分之九十以上的人，都能利用到自來水氟化的水資源。第二個目標是對於三千人以上，居住的地區之水道設施可以開始氟素化。」

同時，紐西蘭的二〇〇〇年目標，是計畫將含氟牙膏的市場占有率提高到百分之九十七。另一方面，澳洲的含氟牙膏市場占有率，在一九七〇年代超過了百分之九十。現在，大部分的牙膏中都含有氟素。

兩國齒科保健推行的主角，是政府所支援的公共衛生之自來水氟化，以及建議中的含氟牙膏。主要是爲了準備沒有齲齒的社會環境，所以政府和齒科關係者應該更誠心誠意地努力。

自來水氟化賜與恩惠並無貧富差距

「健康是人人的期望」，可是健康並非人人平等。經濟上富裕的人們，可以得到充分的醫療協助，有無時間和金錢，成爲可否得到充分醫療協助之一大因素。當然，本人、家族的意願與支援也是一大要因，想要治療還是以個人的預防方式處理牙齒的健康問題，當然會有差距產生。

但是，由此處看來，自來水氟化的情形全然不同。

自來水氟化不論人種、職業和年齡，平等地爲每個人帶來健康的恩惠，爲了達成

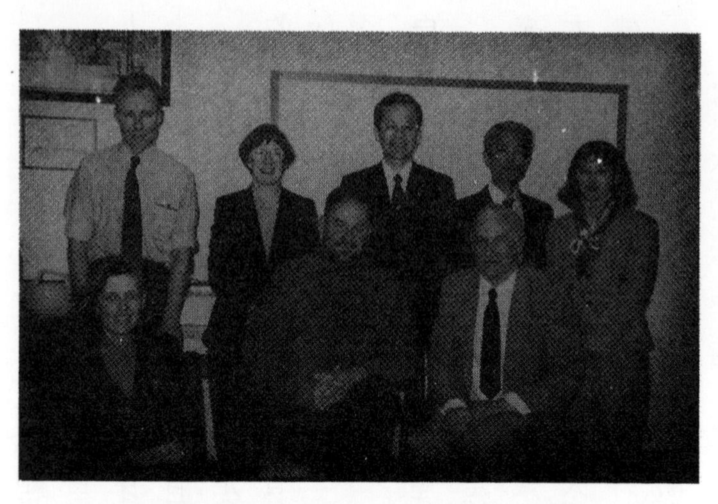

紐西蘭歐達哥大學的教師紀念照。1996年
後列右第二位田浦先生，第四位多爾蒙特教師

「任何人都健康！」自來水氟化可以說是，成本和價值盈餘（預防費用和預防所減輕之醫療費的比）最優渥的方法。在澳洲有論文提及，自來水氟化對於有社會經濟階層差異的環境，對居民給予平等的利益。

以五至十五歲的兒童爲對象，調查孩子們的乳齒與永久齒的蛀牙情形，其結果顯示，以自從出生後居住於有實施自來水氟化地區的孩子而言，雖然其家庭的收入、教育、職業與社會經濟狀況不同，但孩子的齲齒數無太大差異。可是，自從出生後居住於沒有實施自來水氟化地區的孩子而言，因爲其家庭的社會經濟狀況不同，使得孩子的齲齒數差異極大。

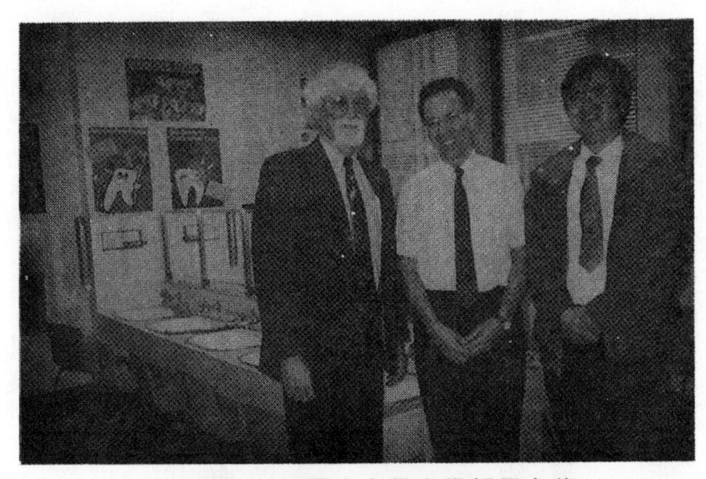

由左算起，墨爾本大學齒學部長克蘭普萊特教授、護士學校校長、山下。1995年攝於墨爾本齒科護士學校

自來水氟化和貧富差距、男女老少、性別不同、年齡無關，它是提供所有人健康牙齒的贈品；所以，爲了要達成「大家獲得平等的健康」，自來水氟化是唯一的齲齒預防方法。

齲齒並非爲了齒科醫師而存在

澳洲和紐西蘭的學校齒科在「從治療到預防」的質的轉換上，非常成功。可說是學校齒科護士的榮耀。作者（田浦）於一九九六年訪問紐西蘭、作者（山下）於一九九五年訪問墨爾本的齒科護士學校；結果發現墨爾本的齒科護士學校的入學人數日趨削減，並且每隔一年才招生一次。

一種職業如果毫無改變，則其質或內

容上則無法永續經營，其案例在澳洲和紐西蘭的齒科護士學校中可見一斑。當時，他們的工作內容是牙齒治療師的工作，所以齲齒數減少則對護士的需求度也會減少。

可是這兩國充滿了智慧，由於國家的政策、科學的進步、居民衛生思想上的提昇，進而改善社會環境，所以可以成功地預防齲齒；但是，齒科護士學校並非不存在了，雖然其人數減少，但是在預防中心的職種內容也有所改變。

「為了維繫醫療關係者，所以要一直保留疾病。」所以，治療齲齒的最好方法就是拔掉或削平牙齒。

(5) 非洲

在非洲之中，沒有水道設備的地區較多，其有關於自來水氟化的，今後才能展開；現在，幾內亞和利比亞地區約有四十五萬人受惠。

依據南非牙醫公會的新聞報導，在南非地區方面，想進行自來水氟化，而牙醫公會向國會議員有以下的要求：

「西元二〇〇〇年之前，可能要拔掉南非人二千三百萬顆的牙齒，同時得進行五千萬顆的填補治療工作，齲齒不僅會疼痛，在經濟層面也會帶來大問題。而自來水氟化是齲齒預防法中最經濟的方法，衛生署、農林局、水資源局也已認可自來水添加氟素法，最近官方會公佈此法案，請依據小冊子來獲得在自來水中添加氟素的齲齒預防情報。我們已經知道自來水氟化最具有效性和安全性，並且對各位議員們強調其選民支持能獲得健康平衡的自來水氟素添加。」

在南非地區，由牙醫公會率先來保護國民的牙齒健康，並且動員國會議員來促進實施自來水氟化。

(6) 日本自來水氟化的經驗

日本方面，現在並沒有任何地區實施自來水氟化，但是京都大學醫學系的京都山科地區，和美軍統治時代的琉球群島有自來水氟化的經驗。

有一篇研究論文，針對了琉球的小學四年級至中學二年級的孩童，對其居住在有實施自來水氟化地區的孩童們（小學四年級是零至四歲、中學二年級是零至八歲時飲用了添加氟素的自來水），與居住在沒有實施自來水氟化地區的孩童們之零齲齒率（無齲齒經驗）進行比較，其大要記載如下：

居住在有實施自來水氟化地區的孩童們，永久齒零齲齒率約百分之二十，未實施自來水氟化地區則爲百分之四以下，這是孩子們中止六年飲用了添加氟素的自來水的後續預防效果。

但是，根據以後對成人所調查的結果，居住在實施自來水氟化地區的人們和居住於其他地區的人們進行比較，則嚴重齲齒的罹患者較少，但其齲齒數與沒有居住在實施自來水氟化地區的人們不相上下。依據此數據可以知道，齲齒預防不僅是針對小孩，連成人也要持續地進行預防活動。

(7) 氟素漱口的效果

齲齒預防成績單之發表（新潟縣）

日本境內使用氟素預防爲最進步的地區是新潟縣。在縣政府、牙醫公會、大學等單位的協助下，進行氟素漱口。現在小學學校的實施率已經超過百分之五十。

一九九六年三月六日，新潟縣的公共衛生科在報紙上發表有關縣內一百一十二個市町村的十二歲兒童（國中一年級學生）的每人平均齲齒數一覽表，其按照齲齒數一顆以下的市町村到較多的四至六顆的市町村之順序，一一列出發表，不禁令人佩服。

齲齒數較少的町，是早就實施氟素漱口的町，而齲齒數較多的町，是沒有實施氟素漱口的町。

然而，有氟素漱口長久經驗的町所耗費的齒科醫療費也比較少。而有六年以上氟素漱口經驗的町，比起未實施的地區而言，其十歲至十四歲孩童所耗費的齒科醫療費大約減少了一半，其公佈出來使新潟居民更加了解。

接下來，將介紹氟素漱口和蜜蜂管並用的預防案例。

新潟縣彌彥村已經有超過二十五年歷史的氟素漱口，目前正在小學學校進行氟素漱口的孩童們之雙親，其小學時代也居住在很多人接受過氟素漱口恩惠的村落；當時，新潟縣牙醫公會會長岡田信雄先生依據此村落的預防活動爲基礎，率先在新潟縣縣議會提倡推行自來水氟化的齲齒預防法，也獲得了新潟齒科大學的協助。

在此村落之中，全體的小學學生有百分之九十永久齒沒有蛀牙經驗。一九七〇年時，小學六年級學生的零齲齒率佔百分之十四・二，但是，實施氟素漱口的結果，使得一九八九年時增加了百分之五三・二，然而在併用了密封層的預防法使得一九九四年時增加爲百分之八〇・二，意味著十個人中有八個人沒有齲齒。

前田秀夫先生的努力（和歌山）

一九九八年十一月，齲齒預防氟素推行會議（日F）的全國大會在和歌山縣牙醫公會的協助之下，一同在和歌山市舉辦。首先將氟素漱口引入金屋町中小學校，而獲得大成就的人是前田秀夫先生。

其齲齒預防效果，就鳥屋城小學六年級學生和金屋中學三年級學生的每人平均齲齒數而言，對於剛開始的一九八五年和七年後的一九九二年的六年級學生（十一歲）來說，齲齒數由二・八顆變成〇・六顆，對於國中三年級學生（十四歲）來說，齲齒數由五・四顆減少成一・八顆，成效相當驚人。

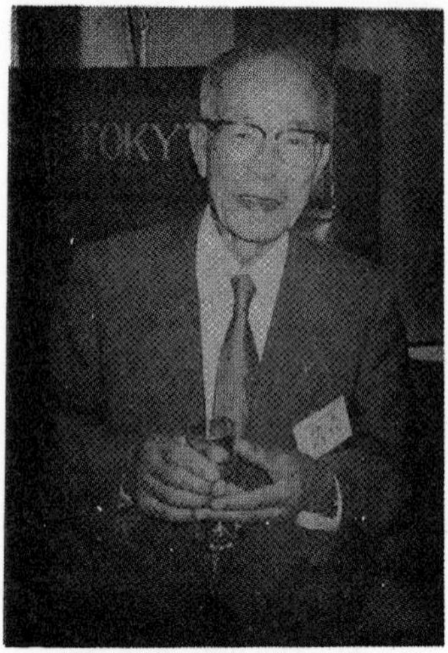

前田秀夫先生

還是氟素較有效（岩手縣）

下面是東京醫學齒科大學川口陽子醫師的報告，從一九七九年在岩手縣平泉町所進行的預防活動之中，以學校的老師、保健護士和營養師等人爲對象，進行健康教育，但是不如預期中可以提高效果。

於一九八六年開始進行氟素漱口，齲齒數也開始減少，十二歲兒童（國中一年級學生）的每人平均齲齒數，由剛開始氟素漱口的四・五顆，減少至一九九五年的兩顆以下。

小學六年間實施氟素漱口的孩童之後（岐阜縣）

岐阜縣有四所小學，以一九七七年至一九七九年入學的學生爲對象，六年間進行氟素漱口，並且每年進行一次氟素塗布，而這些小孩子於一九九一年至一九九三年進行成人禮。而進行成人式時，再度進行齒科健康檢查診療。

雖然八年間中斷了氟素漱口，可是齲齒數（齒面數）和比較對象群的朝日大學齒科學生（二十歲）相比，男性、女性各少了二分之一；然而有關盈餘價値則男性爲一比四．九，女性爲一比六．八。

氟素對成人的效果（福岡縣）

以四百名陸上自衛隊的自衛官（十八至三十一歲）爲對象，分每週進行五次氟素漱口群、含氟牙膏刷牙群的對象群來進行調查。兩年後，對象群的齲齒齒面數爲三．一面，含氟牙膏刷牙群爲一．九六面，表示有百分之四十的抑制效果。

由此可見，氟素對於成人的齲齒預防來說，和對孩子同樣具有效果。

(8) 實施預防工作，齒科醫師生意興隆

哈佛大學的C．道格拉斯等教授的研究

美國於一九四五年開始實施自來水氟化，其效果和安全性已經被確認，美國牙醫公會和美國醫師協會也都率先推行自來水氟化。其由大都市間普及化自來水氟化，現在給水人口大約百分之六二．五，相當於一億四千萬人以上接受此恩惠。

由於如此，齲齒罹患率也逐漸減低；「不想罹患齲齒的居民」，覺得自來水氟化

難能可貴，但卻帶來了「齒科醫師的困擾」。

由於如此，有人對「齲齒減少的現象，是否會帶來齒科醫師生活上的打擊？」的疑問開始著手研究，其中有兩篇相關報告。

①我們對於一九六五年和一九八五年的美國齒科醫療費進行比較，其醫療費增加了九・六八倍，可見齒科醫療所耗費的資金也增加了。另外，齒科醫師數增加了一・三三倍。在此二十年間，國民總生產毛額（GNP）增加了五・七七倍，物價上升了三・三七倍，而國民所得也增加了四・六九倍。

Dr. Douglass is
professor and chair,
Department of
Dental Care
Administration,
Harvard School of
Dental Medicine,
Boston.

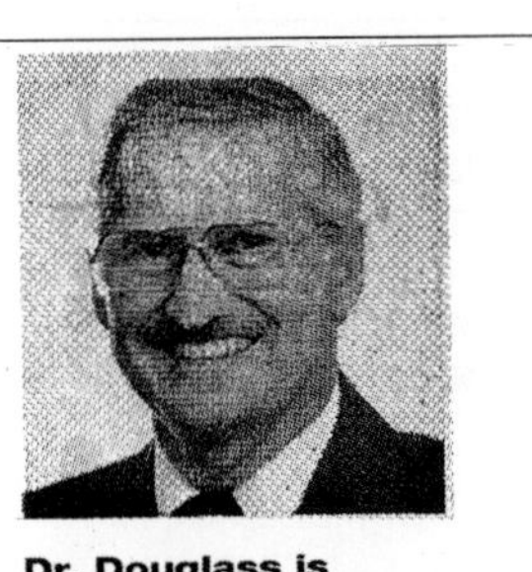

C・道格拉斯教授

至於，一九六五年和一九八五年的收入比，在齒科醫師方面為二・一六倍，而一般醫院為一・五六倍，至於一般人的收入為一・三九倍。

依據此結果，我們可以了解，以自來水氟化為基礎，將氟素適當應用於齲齒預防，進而減少了齲齒數，但是齒科醫師數卻沒有減少，齒科醫師的收入反而比以前還

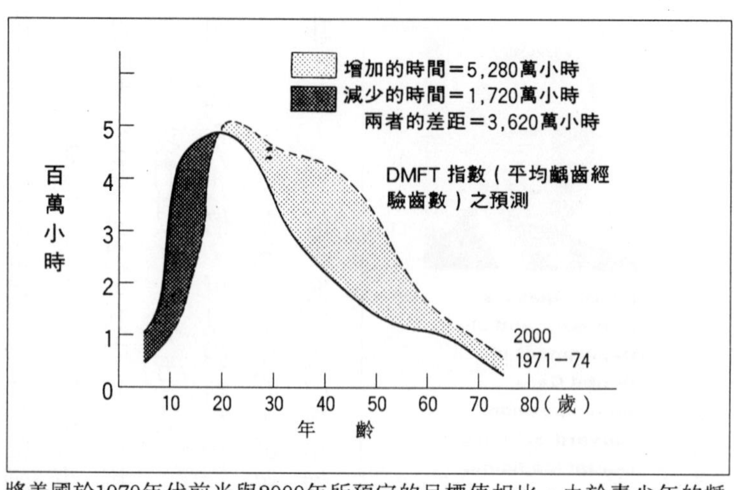

將美國於1970年代前半與2000年所預定的目標值相比，由於青少年的齲齒數減少，爲未成年進行齲齒治療的時間減少；可是，在成人方面，人口數增加與高齡化現象增加，所以和極其兩者的差距時，診療時間還是會增加。

（C.W. Dougrass， et al. JADA 121：587，1990）

圖⑤ 齒科醫師的齲齒診療時間之增加
（1970年代前半與2000年所預定的目標值比較）

增加。

②以下將介紹C・道格拉斯等教授爲了迎接二十一世紀，對於齒科醫療的需求和供給之關係所進行的預測與研究，其設定了幾個種類，再分各年齡層與齲齒數的治療總時間，以此來計算齲齒治療所花費的時間總數。

但是，將美國於一九七二年前後與二〇〇〇年所預定的目標值相比，互相比較之後發現，孩童於齲齒治療所花費的時間總數大幅地減少，而自來水氟化使得未滿二十歲者預防齲齒成功。

二十歲以後，治療牙齒的時間

會慢慢地增加，到了三十歲至五十歲期間治療的時間可能會大幅增加，因此醫師診療所增加的時間，可能會超過為未成年進行齲齒治療所減少的時間，預測兩者的差距大約增加了三千六百二十萬小時。

依據迎接二十一世紀的齒科醫療，對於三十年後的齲齒進行預測，認為有關成人齲齒的健康診斷、齲齒預防或治療可能會增加。

依據預測，對於孩童齲齒的處置方式，拔牙和裝置義齒的案例會減少。而在美國和日本高齡者日趨增加是無庸置疑的，使牙齒更加持久對國民而言是很重要的事情，對於齒科醫師也相當重要。

美國當初實施自來水氟化之前的奮鬥，是由美國醫師團體和美國牙醫公會所共同合作。由於如此，國民對於齒科醫師的信賴度非常高，而齒科醫師也尊敬自己的職業，努力地實踐齲齒預防活動，想達成讓國民的齲齒消失之願望，其了不起的熱誠以及努力，值得我們讚賞。

日本二十一世紀的齒科醫療是否明朗

美國二十世紀成功的案例令人想預測未來，由於自來水氟化對於齲齒預防發揮其效果，美國有愈來愈多人得到人生的幸福感，享受著保護自己牙齒健康的恩惠。

接下來，我們來看看齒科學生和齒科醫師，對於二十一世紀日本的齒科醫療，如：預防教育、公共衛生的預防活動等日漸顯著的看法。

齒科醫師的工作在於「治療齲齒」是日本社會的共同想法，同時連齒科醫師本身對於此種想法也不加以變通。只在檯面下認爲「齲齒減少則收入減少」，像這樣以自我爲本位的齒科醫師的想法，沒有人會覺得「好」。

在此種情況之下，齒科醫師當然無法獲得國民的信任感。可見，日本的齒科醫師有自己勒緊自己頸部的危險。

齲齒減少，齒科醫師不會陷入困境

接下來，我們來介紹在琉球自己開業的玉城民雄先生所說的話。

「我開業在琉球縣久美島的具志川村，其人口大約五千人，此小村落的齒科醫院有兩家。

我剛開業當時，主要是指導甜味限制的齲齒預防活動，但是成效不彰。於是，於一九九一年引入氟素漱口的齲齒預防法。在學校關係者之中有若干人對此反對，但是因爲獲得居民的支援，由托兒所和中小學開始實施氟素漱口。

氟素漱口的效果非常好，今日小學生的齲齒數由每人平均四・三顆變成〇・九顆，中學生由九・二顆減少到三・四顆。而小學生之未處置的牙齒平均有〇・二，中學生平均有一顆。

氟素預防開始廣泛、普及，使齲齒減少成功，最近還受到教育部部長的讚賞。實際上，氟素預防開始的時代也令人相當疑惑，「如果齲齒數減少，則齒科醫師該怎麼辦？」我的內心也有些許的不安感，但是不知何種緣故，最近的收入反而增加了。齲齒數雖然減少，但是前來診療的患者卻增加了。

其實，村落中的受診率增加了兩倍之多。

本來以爲齲齒的減少，經營上也會隨之變得困難才是。但是，一切卻是相反的，愈來愈能使其經營下去，可見最初是一種錯誤地預估，可是眞令人高興。我思考一些理由如下：

① 減低孩童的平均齲齒數量，是由於地區上的居民開始對齒科產生了信任，過去害怕齒科醫師的人們，也都前來接受診療。

② 建立好彼此相互信賴關係的患者，會希望治療好重要部分。

③ 即使做好牙齒治療的工程，也會想辦法預防牙周病等牙齒疾病。

④ 孩童們由接受齲齒治療轉變爲預防處置，而前來齒科醫院。

日本的專家學者曾經預測，因爲齒科預防醫師會持續增加，而會有許多失職人口的出現。但是，我的想法不是如此。

我們這些齒科醫師，爲了要保護居民口腔中的健康，並且對於預防的活動能夠積極地進行挑戰，所以可以獲得地區上居民的理解以及信任。我覺得，地區上的居民即使接受了治療，也有可能無法使其完全痊癒，如此一來，地區居民就非常容易對齒科再度產生不滿的情緒以及不信任感。但是，我們應該將目前齒科的工作理念進行新的改革，由以往的『削牙、拔牙』的對症療法，改革轉變而成爲保持健康的齒科治療預防才可以。我也是一直到最近才清楚地了解，參加爲人類帶來幸福的預防活動，也可以抱持齒科醫師的生活。」

以上，引用玉城民雄先生的談話，是因爲作者覺得其內容深具啓發性。

對於孩子來說，夢想非常重要。

讓孩子擁有宏大的夢想，是大人們的責任，氟素不僅提供了孩子們夢想，也是大人們所信賴的、非常美麗的宏大夢想。

第六章

氟素不能在日本普及化的理由

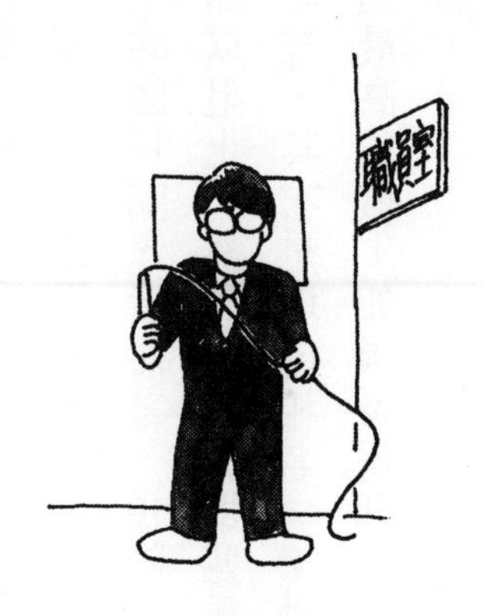

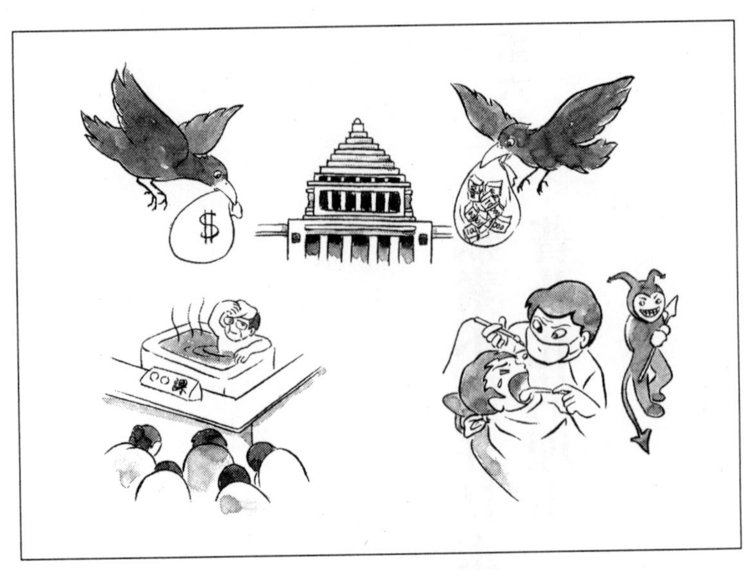

消極邏輯和治療優先邏輯

爲了金錢、地位和名譽

各位對於氟素無法在日本達到普及化的原因，可能會認爲此問題是困難而且非常複雜的。其實，它的原因相當單純，只是因爲日本領導者（政界、官界、齒科界）之利益優先於國民利益的緣故。

人本來就會有追求金錢、地位和名譽的本性，對於那些爲了存下大筆金錢，而忙得不可開交的齒科關係者而言，預防工作必然得先加以阻止。然而，對於那些重視金錢的人而言，其次是地位和名譽；勳章則是名譽的最高象徵，如果獲得則會受到同業的推薦。

因此，爲了能夠得到業界同行的推薦，

即使退休之後，卻仍然不敢大膽而努力地去伸張正義，卻反而有了一種但求平安無事的消極主義，而無理由地順從自我本位的邏輯。如此為了一部分人的利益，而對國民健康的利益加以忽視；只要遭到這樣不公道的理由，氟素自然無法普及。

推行氟素化的國際機關會長是日本人

ＷＨＯ（世界保健機關）是維護世界人類身體健康的保健活動權威與醫療機關。總部設在日內瓦（瑞士），還有華盛頓分部、馬尼拉分部等分部，彼此之間互相協助，努力地保護世界人類之健康，是一個國際性的保健機關。

由一九六九年開始，ＷＨＯ中所提出的「自來水氟化及其他氟素預防之實施提倡決議」，再三地被採納。現在的會長是日本人中島宏先生；同時，ＦＤＩ（國際齒科聯盟）於一九六四年實施自來水氟化之國際機關，現在的會長也是日本人，前東京都齒科醫師會會長鶴卷克雄先生。

完全沒有實施自來水氟化的「日本」人，竟然擔任了自來水氟化以及氟素預防活動之國際機關會長，在世界舞台上，代表兩大國際機關自來水氟化。但是，不知道為什麼他們對於日本國民竟然隻字未題，氟素推行的重要性。

非常多國家的人們認爲，我們的國人是「能夠明確的區分眞心或虛僞主張的日本人，能夠高明的逃避責任者，有著變色龍一般的個性」。或是「致力於金錢，以換取國際上的地位及聲譽的日本人」，這眞的是令人覺得可恥又可悲。

美國的WHO及亞洲的WHO的溫度差

美國WHO對於「經濟基礎較差的國家之預防資源體制」，有相當良好的成效。美國WHO和各個財團商量，以國家計畫提出自來水氟化或食鹽氟化的經濟支援，有效的使用資金並且舉辦大型的活動。

可是亞洲WHO對亞洲支援的程度究竟如何呢?日本專家參加會議時，日本所派遣的委員之中，推行自來水氟化的人少之又少，所以他們大部分的人多作無意義的發言。其理由之一，是以推行公共衛生的氟素預防爲信念的專家學者，不容易被日本選爲代表；隱約可見與會的專家學者認爲日本生不出金蛋，所以不願意協助亞洲諸國的預防活動。

齲齒預防還是氟素最好

「齲齒預防還是氟素最好」是世界專家的常識。聽到日本的齒科關係者說到「氟素是非常好的元素，但是市民的知識水準非常低，所以氟素預防日本無法普及。」齒科醫師將責任轉嫁到市民的現象非常多，但是眞相到底是如何呢？

美國的齒科關係者認爲「自來水氟素化事業在世界歷史上，是人類最輝煌的貢獻」而加以讚美。即使是專業知識，卻還是要聽聽權威者的想法。因此想要在這裡介紹普拉塔普教授的說法，教授對於過去三十年之間，世界上各個國家的齲齒數逐漸減少的現象，五十二名的專家學者進行詢問與調查減少的原因。

飲食（砂糖）、氟素、齒垢、唾液、齒科醫生、齒科材料等五個項目，又依照上述項目的重要性，區分了五個階段來進行評估，結果則是：**「自來水氟化，的確是一種非常重要的齲齒預防法，比起含氟牙膏有著更爲明確的效果。」**

日本大部分的齒科醫師都認爲，齲齒預防的重要對策，是刷牙以及甜味的限制。但是，他卻報告說：

「外國的專家學者認爲，甜味的限制以及刷牙非常重要，這點所佔的比例非常少，二者所佔的比例大約只有百分之十左右。」

這樣的現象顯然和日本的專家學者之主張，及認知有極大的不同。世界各國的專家學者認爲：「適當地使用氟素，對於齲齒預防有者極大的貢獻。」世界上這方面研究的專家學者們都認爲，使用自來水氟化和含氟牙膏對於減少孩童的齲齒數非常的重要。所以，各位應該可以了解日本的齒科醫師，對於齲齒預防的相關知識與常識，實際上並不是通用於全世界。

(1) 了解資訊的重要性

任何人都相同，沒有所謂的正確資訊則無法判斷與支持其行動；同理可證，日本無法解決的齲齒問題，其責任不在於國民，而在於指導者無法提供正確的資訊，才是問題所在。

日本的愛滋病事件已經成爲轟動的話題，雖然衛生署和研究所之中的教授群，依據美國的報告而知道非加熱血液製劑，會有者併發愛滋病的可能性，但是日本對於轉換安全的血液製劑一事，卻一再的拖延。然後，直到安全的血液製劑被認同了之後，衛生署卻又擔心製藥工廠（綠十字）會有殘留的庫存品，於是下令回收那些危險的非加熱製劑。結果，卻因此而喪失了許多寶貴的生命。

這一個案例，已經充分證實，日本的上層指導者會有忽視資訊重要性的事實，並且產生了如此不幸而悲哀的事件。

雖然已經惹出了這個重大而令人哀傷的事件，但是國家以及衛生署卻只逮捕了一位課長（當時）。此外，也有許多民營公司的負責人被執政當局逮捕入獄。當時，位階爲局長以及部長等眞正的國家領導人，卻都相互推卸責任。所以，一直到今天爲止，仍然沒有人被逮捕。

至於，外國的情形又是怎麼樣的呢？例如，法國的執政當局，雖然知道只是有污染的可能性，卻將負責有關買賣輸血用血液的國立輸血中心所長判決有罪。但是，這項判決的時效已經超過了，所以無法加以追訴。但是，法國的議會以此責難首相和部長，認爲他們放置危險不顧，而加以彈劾。

在日本，責任已經被放縱，並且沒有明確化；對於那些政治家以及官員來說，可以說得上是一個天堂。直至今日，日本的政治家以及官僚學者，對於醫療以及保健行政負起眞正責任的指導者，從來沒有出現過。

最遺憾的是，在判斷的過程中，隱藏了許多的資料。一直到出現了許多人死亡的事件之後，才眞正發現，在官僚、政治家和業界的共同利益之前，日本國民的生命以及健康，可以說是毫無價値。

(2) 官員們的消極邏輯

WHO和日本首相辯論，贊成日本氟素化

一九六九年進行的WHO總會的會場上，日本成為自來水氟化建議實施的共同提案國之一；在有關氟素的預防，日本政府表面上看起來似乎是站在贊成推行的立場。

一九八四年十二月二十一日，社會黨的國會議員松澤俊治先生，質問當時站在反對氟素推行立場的內閣總理大臣中曾根康弘先生：「……WHO、日本牙醫公會以及日本口腔衛生學會，以公共衛生學的方法來應用氟化物是最具效果的，……因此我個人認為氟化物的應用是最適當的齲齒預防法。」對於氟素預防表示贊同。

當時，日本衛生署的竹中浩治先生（前衛生署健康政策局局長），於一九九一年發表「齲齒與自來水氟化」的論文中，有以下的言論：

「在被認為是健康大國的日本，卻在齒科保健方面處於世界的最低水平，在很久之前就已經得知自來水氟化，對於齲齒預防具有非常良好的效果。同時WHO反覆的發表『適當濃度的自來水氟化，是既安全又具效果的齲齒預防手段』，是實施建議提

議案（一九六九年、七四年、七八年）。使用自來水氟化是既簡便又廉價的方法，這個方法可以將高達兩兆元的牙齒醫療費用，在短時間內，節約而成爲數千億元。如此，期待日本的齒科保健關係者，不會落後在世界的水準之後。而對於自來水氟化的效果以及安全性，對國民意識進行改革盡最大的努力。」（摘要）

齒科衛生課所管轄的健康政策局局長認定自來水氟化的重要性，負責的齒科衛生課以及日本齒科醫學會與關係人，爲了推行自來水氟化，應該爲提供國民正確的情報盡最大的努力。

可是，實際上負責人卻無法讓國民了解，而且進行如下的發言與行動。

一九九六年四月，在東京舉辦的日本牙周病學會議場上，某位大學教授進行有關美國氟素預防的相關演講之後，日本衛生署齒科衛生課課長石井卓男，馬上受到了質問。石井先生的回答則是：「現在，如果考慮到七萬多名齒科醫生的生活，則氟素預防難以推行。」這表示了「爲了業界的利益，國民的健康並不重要」。

國家的健康保健預防政策，到底是爲了誰呢？如果爲了充分的了解事實的眞相，這個問題就會變得非常的重要。在大學、研究所以及齒科醫師們所參加的學會中，他們卻顯得輕視國民的意願以及發言。對於那些與此相關的參加人士而言，似乎並沒有什麼太大的問題存在；這眞是讓人大爲震驚，而且印象深刻的問題。

「學問以及研究並不是爲了國民的利益。」這一點已經被指摘了出來，但是，他們卻無法對這樣的發言加以反駁……。

官員社會的扣分主義

在公司，我們會對職員的行爲及實際的業績來加以評價，並以總和分數來進行定位。這種情況意味著良性的競爭，個人會努力的切磋琢磨，可說是加分主義。

可是，在官員的社會卻是不一樣的；在最初，會給予一般所謂的基本分數，最後則以剩餘的分數來進行評價。如果工作過度的熱誠，則會困擾到其他討厭工作的官員，他們也就會以此爲理由而被扣分。因此，那些爲了國民權益以及健康而奮鬥不已的人們，自然會被排斥，這就是所謂的扣分主義。不論如何「不遲到、不休假、不工作」是保持考績的好方法。

曾經有一位新聞記者來訪問衛生署齒科衛生課。「氟素?在可以理解與接受的地區推行即可。」這種消極官員般的應付了事之回答，非常令人難過，他們每個月都有薪水，眞是令人難以相信。記者將其情形予以紀錄下來，並且刊登於報紙上。

至於，官員的言論令人難以理解，常常發生讓人以為是，但事實則不是的情況。外國人經常批判「日本人喜歡說謊」，可能是這種緣故。舉例如下：

※會檢討……可能很難實施。檢討的結果，其結論多半是很難。

※會完善的處理……也許會實施某些事情，但是實施地不明確。

※會實施……雖然會實施，但是時間不明確。可能要等待二至三年的時間，其等待的過程中，若不加以催促恐怕會忘記。

在這個扣分主義非常盛行的官場中，充滿著內心不想著手於新事務的官僚態度。可是，如果他們明確地表達出「我不做」態度，會被國民以及其他的政治家們加以責難。所以，他們會以極為巧妙的言詞來逃避工作責任。這種無視國民健康的一般官員，如此的行為可以嗎？

被形容為官僚中的官僚的財政部，因為缺乏指導力給予大和銀行、山一證券有利的幫助，而在爆發了東京兩大信用社事件之後，造成銀行界和證券業界極大的損失，並且被揭露。同時，權力的敲竹槓本質也揭示在國民的目光之前。

最近，日本又發生了長期信用銀行的問題。一九九八年春天損失了一千七百億元，不到半年，又在實際上已經破產的銀行身上投入了五千億元，這樣的問題日漸的浮出檯面。在慶應大學擔任委員長的佐佐波教授發言說：「在毫無進行內部調查的情形之下，進行了一千七百億元的投資。」

政府公開發言「即使進行內部調查，也不將內容公告」。這可以說是政治家與官僚的失敗行為，無法正確的告述國民當時的情況，卻要國民替他們收拾善後。

國家權力的厲害

應該要保衛國家的國防部的防衛設施單位，對於那些請款過度的公司，已經減少了幾十億的債務負擔；然而此公司為了回饋官僚，而讓國防部退休的職員調派擔任關係企業的幹部，以長官的架勢進行內部指揮，像上述的事情已經為人所揭露。但是令人內心感到慨歎的是，應該要進行調查的監察院幹部，卻停止了內部的調查工作。

在小小的民間設施之中，也有相同的情況發生，經常在國家或縣市的既得權力者的監察壓力之下而害怕怯懦。

為了追求權力及利益，所以對於官員和那些既得權力者非常的寬容。但是，對於下屬卻非常的嚴格，並且態度極為苛刻。對於官員來說，他們的主要任務並不是在於保護國民，而是在於保護那些利益團體。官員的存在目的，並不是為了國民，而是為了確保自己的利益以及既得權益者的利益。

那麼優秀（？）和三流的政治家們所謂的「七項代價」則成爲國民嚴重的壓力。整個日本就好像遭受到狂風怒濤之下而即將沉沒的日本輪。至於保護國家的中央機構，在這種水準低落的情形下，地方官僚們又如何呢？

其實，官員本身並不偉大，而是受到同意權、預算分配權、指導偵查權等強大權力的賦予；一般老百姓只能在權力底下低頭，否則即將會有一些令一般人難以信服的情形，發生在這些人身上；甚至將會成爲官民勾結的原因。

官員把那些尊敬自己的老百姓所表現的態度，誤解成爲自己本身非常的了不起。曾經有一句話說：「即使坐在權力椅子上的只是一隻猴子，那些出入的人們也只好對其低頭。」

(3) 牙醫公會和牙膏業界的邏輯

討厭氟素的牙醫公會

依據齒科醫師法第一條：「奉獻與增進公共衛生」是齒科醫師的重大使命之一。

但是，令人感到遺憾的是，由目前日本的齲齒預防情況中，我們可以發現，牙醫公會在選擇以及推行公共衛生預防法的時候，每個人都是耳聰目明而未受蒙蔽的。

日本齒科關係者所通用的齲齒預防法——使用不含氟素之牙膏刷牙以及對於甜味有所限制的教育——前文所提到的克蘭普萊特教授之調查，利用氟素的齲齒預防法已經爲國際所認同且接受。但是，這方法如果不持續投入資金，效果會顯得難以彰顯。換句話說，齲齒的疾病和其他的疾病是相同的，都是「不可以中斷的」。

同時，日本的齒科關係者都知道了氟素。一九六九年，WHO（世界保健機關）所進行的實施自來水氟化提案的決議案中，全場無異議一致表決通過。日本也成爲決議案當中的共同提案國之一。後來又提案過兩次，WHO總共進行了三次相同的決議案，到了最後，日本方面才表示贊成，衛生署及牙醫公會才傳達此項訊息。

一九七一年，日本的牙醫公會發表了「對於氟化物的基本見解」，其結論中指出「現在，氟素以齲齒預防的手段存在，氟化物被應用於齲齒預防法的推行，就目前的觀點而言，是最好的方法」。

其結論中認爲「在飲用水中加入氟素（自來水氟化）的方法最有用。其他的全身應用法（氟素錠劑、氟素滴液、食鹽氟化）也不錯；至於，局部應用法（氟素漱口、含氟牙膏）等等，如果按照規定多進行幾次，則效果非常好。如果將全身應用法以及局部應用法混合併用則效果更大」。

自來水氟化和含氟牙膏在美洲諸國中被併用，實施混合式的預防法。而日本牙醫公會認爲刷牙預防法是「三十年前就已經推行的方法」。同時，日本口腔衛生學會將自己的見解提出答辯書來。另外，齒科專業學會的正確見解是「推行自來水氟化是最好的方式。」所以，眞不知道日本牙醫公會爲什麼會對氟素加以「忽視、沉默」。

然而，一九九六年時，日本牙醫公會在朝日新聞中刊載「刷牙是根絕齲齒的好方法」之廣告，從未提及「氟素」隻字片語。

另一方面，日本牙醫公會會長以及當時的含氟牙膏公司的董事長，對日本政府的行徑不滿，也因此引發了抗議事件。

某縣議員對於日本牙醫公會的代表議員提出了相關的問題，但是牙醫公會以「不適切」的理由致歉；隔年的報紙廣告，則多出了一行有關「氟素」的廣告，所以「沉默是金。但是，行動與抗議可以改變局面」。

牙醫公會對於保護國民牙齒健康，有相當重大的責任。但是，牙醫公會的會員，卻只顧一己之私的利益、保護齒科醫師會的組織、提升保險的分數所採取的積極行動，忽視了國民的眞正需求——以預防爲目的。

就一般開業醫師對氟素的認識知識而言，有著程度上的差異。對於橫濱市的二百八十三名的「齒科醫師」，進行氟素運用的調查，結果顯示：「不使用氟素的齲齒預防法就足以應付」的回答者，佔百分之五十八・九。同時，有三分之一的人對於氟素的安全性以及有效性存有疑惑。

與已經實施自來水氟化的澳洲墨爾本市的三百四十六名「齒科醫師」來進行比較，回答「應該實施自來水氟化」者在墨爾本市佔了百分之九十七・四。在橫濱市佔百分之三十四・七。「對於地區的齒科保健有重要責任的人物，其知識水準竟然如此的低落。」著實讓外國的學者們大爲驚訝。

至於，日本齒科醫學會與衛生署有深切的關係，而保護孩童齒科保健的日本學校齒科醫學會，以及相關團體都和教育部有深切的關係。在日本所實施次善策略的氟素漱口不普及，日本學校齒科醫學會和教育部必須負起重大的責任。

如前文所述，官員不願意著手於新的工作，而站在指導幫助立場的學校齒科醫學會等團體又有其問題存在。據說，「當校醫可以獲得勳章」，這才是這些團體存在的最大原因吧！同時，由於預防衛生方面的教授侵入其內部，使得當領導者的人們都討厭氟素，他們並非爲了研究與教育，而是「追求地位症候群」。這樣的人來掌握日本兒童的口腔健康，其成果當然無法彰顯。

在讓國民知道事實，以督促齒科醫師方面能夠加以改善之前，齒科醫學會、學校齒科醫學會如果不採取任何行動，人們將對於齒科醫師的信賴會有所動搖。

至於，日本齒科醫學會會長中原爽先生兼任國會議員，某私立大學校長、教授，同時，日本學校齒科醫學會專務森本基先生兼任日本口腔衛生學會理事長、某私立大學名譽教授。這兩個人都是擁有好幾個頭銜的偉大人物。

牙膏業界與齒科醫師交好並非與國民交好

閱讀到此，你們大概能夠猜到牙醫公會與牙膏廣告的謊言。

一九九八年十一月八日的朝日新聞，又有獅子公司爲日本牙醫公會刊載全版廣告，毫不厭煩的發表「想要沒有齲齒，依靠每日的牙垢控制和『我們的齒科醫師』」。在廣告中有小型字體寫到「齒科醫院所實施的氟素塗布也有強化齒質的效果」。

當然，齒垢的控制非常重要。但是，有效的預防齲齒的氟素則更好。但是，這個廣告只提到氟素塗布，完全沒有提及在氟素預防當中，最具效果的再鈣化促進作用。這個廣告所提到的是「努力的刷牙還會造成齲齒的話，接受齒科醫師的治療吧！」只是爲了替齒科醫師確保他們的患者而已。由此角度來看日本牙醫公會，他們並非是爲了國民著想的團體。

外國和日本相反，聽說牙膏廠商對氟素的廣告宣傳，是自來水氟化普及化的最大功臣。一九九四年，世界口腔國際大會在東京召開。當時邀請而來的加州大學紐布朗教授提出建議「爲了迎接一九九五年日本應該實施自來水氟化，並且將含氟牙膏的普及率至少提高到百分之九十五」。

但是，日本的廠商並沒有採取任何的行動，這表示並沒有做好國民的齲齒預防，只是一味的考量與討好牙醫公會，其並非考慮國民的預防戰略，而是在先進國家的廠商面前保持面子以及領先之願望。

最近，隨著外國廠商的撤退，他們才敢得意洋洋的說：「我們以前就一直推行」，而增加含氟牙膏的產量，但是在廣告宣傳之上，對於國民並沒有正確的提供氟素的資訊及活動。

可是，常聽到牙膏公司的職員埋怨「日本之所以沒有牙膏的最大原因，是不刷牙的人很多，所以牙膏根本賣不出去」。我們由一般醫師的述說中可以知道「許多人只滿足於牙膏的清涼感受，而沒有以正確的方法來刷牙」。另外，常聽到齒科醫師說唯有刷牙才能預防齲齒，但是並不知道牙膏的重要性。

如果有發現「氟素對於齲齒預防才有效」的廣告，才能夠了解氟素的重要性，也才會使用含氟牙膏。希望牙膏公司對於牙醫公會的廣告投資都是徒勞無功的。對於國民正確的宣導「正確的齲齒預防——氟素」，才是牙膏廠商的最大利益所在。

(4) 關係學會及齒科大學的邏輯

日本口腔衛生學會的見解

日本的齒科預防專業學會是日本口腔衛生學會，一九八二年提出「有關氟化物的齲齒預防計畫之見解」，爲了牙齒的健康推行氟素應用法。

※見解

氟素應用法是地區齒科健康的公共衛生齲齒預防計畫，爲了使齲齒預防單位獲得高度的齲齒預防效果及安全性，和其他的公共衛生比較後，成爲最有效的方法，而得以實施。

公共衛生的齲齒預防計畫，如果具備下列幾項條件，最爲理想：

- 以大規模集團爲對象。
- 有效性和效率極高。
- 在任何情況之下都可以實施，在實施上所使用的勞力度爲最小限度。
- 管理經費便宜，（費用──效果）率較佳。
- 最好不會發生副作用。

有關齲齒預防計畫的氟素應用法，將飲用水中的氟素進行多年的研究，使得現今對於氟素與健康方面有大量的資料。可以歸納出以下的結論：

①站在地區齒科保健的立場，引進公共衛生法來作爲齲齒預防手段是最必要之行爲。具有最佳的公共衛生特性之氟素預防法，是現今最好的方法。

②以齲齒預防的觀點來看，添加適量的氟素於飲用水之中最具效果，而且的確可以減少齲齒數。自來水氟化的最佳氟素濃度是一ｐｐｍ。

③適切地實施局部應用法，其效果與安全性得以保證。依據各國的實際情況以及在學校所實施的氟素漱口計畫，是最引人矚目與期待的齲齒預防法。

希望能如以上所述，積極地進行氟素預防。

用功不足的專家

世界上有許多專業學會及團體，已經肯定自來水氟化的安全性與效果，並且不斷地加以讚揚。但是，日本的專家學者之知識水平到底如何呢？

日本人以為「擁有高地位者，會擁有與其地位相符合的知識與見解」。並且深信不疑。可是，有許多偉大學校的預防教授在關於齲齒預防的演講會上，常常對許多居民說出「即使沒使用氟素，齲齒也可以減少」。或是「公共衛生在個人或齒科醫院之中進行氟素預防即可」。等諸如此類莫名其妙的內容。顯然被邀請的人也有問題，但是邀請的報社或關係團體也有問題。

這是發生在一九九六年的事情。以齒科專業雜誌出名的《齒界展望》中，國立預防衛生研究所所長花田信宏先生表達：「對自來水氟化的效果感到質疑。」是引用美國國立衛生研究所弗洛維茲博士的話語，但我去查閱其所引用的報告書，並沒有諸如此類的討論，而弗洛維茲博士所談論到的話語之中，也無此話題。

作者（山下）在同年八月二十七日的日本齒科新聞，和宮崎縣保護孩子牙齒協會會報《甘藷考》中，加以指出，並向花田先生連絡以討論內容。花田先生擔任過岩手醫學大學齒科系衛生學的副教授，後來就任國家研究機關的部長，算是有輝煌經歷的大人物。可能他認爲「不想和鄉下的醫生談話」，或是認爲「這樣的指責相當正確，所以沉默逃避即可」。但是，原因到底如何，我就不得而知了，因爲音訊全無。

同年秋天，岡山市的日本口腔衛生學會召開會議。當時，某位大學教授對作者（山下）說：「花田先生乃預防界的權威，對於氟素預防的相關知識非常了解，所以可能是雜誌社的印刷錯誤。」作者回應道：「我對齒科雜誌投過二次有關齒科預防的文章，但是該雜誌社的校正非常正確，應該是不會發生印刷錯誤的紕漏才是。」這位先生隨後說：「那麼，花田先生的住宅在這附近，爲了解開彼此之間的誤解，所以我邀請他能來此對話。」我說：「我一直想和花田先生好好地聊一聊，也曾郵寄指責的文章給予花田先生，並且將我所發行的宮崎縣保護孩子牙齒協會會報每個月寄發給他，但是不知道爲什麼音訊全無，所以見面是最好的機會。」但是，我在會場足足地等了一個小時，花田先生仍然沒有出現。

在許多被稱爲專家的人之中，有許多是知識不足的人，也有許多是口頭上疾呼「爲了國民的健康」，但實際上是爲了自己的名聲在汲汲營營的學者。

聽說，花田先生個性溫和，並且有許多崇拜者；他也是齒科界的重要人物，在齒科關係雜誌和演講會現場出現時，相當地受矚目。可是，希望他不是爲了逃避別人來指摘自己之寧可相安無事的消極主義者。學者就是所謂的「學問者」，如果忘了學習或者頂著半調子的知識，或是汲汲營營於頭銜和地位上的追求，則會產生相當大的問題。並且，這種默許是日本學者的體質，是非常嚴重的問題。

大學教育的問題所在

氟素預防對孩子們齲齒數的減少，扮演著相當重要的角色，爲了普及化氟素預防，齒科醫師的知識與思考方式會有相當大的影響。因此，對於齒科學生的教育顯得非常的重要。

但無法否認的是，齒科大學在過去與現在都偏重於會生出金蛋的技術層面，更勝於教育層面。在宮崎縣保護孩子牙齒協會會報中，對於居民提供了都城市、三股町居民一些氟素及齒科保健常識，並且與齒科大學六年級生進行比較，詢問他們「是否希望將來自己的孩子能夠受到氟素漱口？」回答贊成的齒科學生約百分之六五・二，而居民佔百分之八三・三。

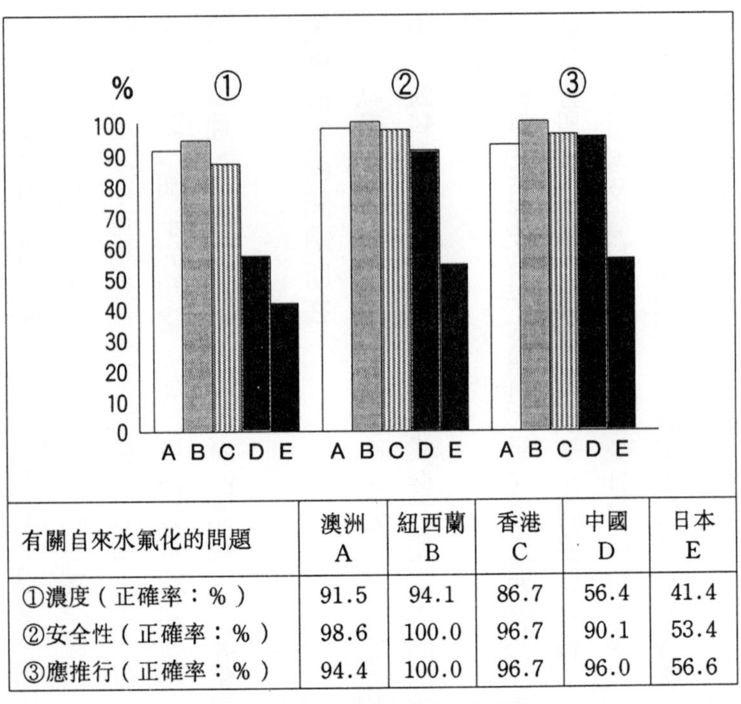

有關自來水氟化的問題	澳洲 A	紐西蘭 B	香港 C	中國 D	日本 E
①濃度（正確率：%）	91.5	94.1	86.7	56.4	41.4
②安全性（正確率：%）	98.6	100.0	96.7	90.1	53.4
③應推行（正確率：%）	94.4	100.0	96.7	96.0	56.6

表⑨ 國際齒科大學生之比較

最近進行有關氟素應用的國際性比較調查，日本的學生對於「氟素的效果」、「自然界存在的氟素」和「食品中氟素的存在」都接近外國學生的水準。並且，關於氟素漱口等相關問題，日本齒科大學六年級生的期望率爲百分之七十九，比上回上升了大約百分之十四。但是，對於自來水氟化的認識與外國學生相比較，則水準低落了很多。

無論如何，明確發現齒科大學對於齒科學生的教育明顯的不足。

已經實施自來水氟化的澳洲、紐西蘭以及香港地區，居民對於自來水氟化的了解程度非常高，是自然而然的事。但是，利用氟素極少的中國大陸齒科學生之意識高的驚人。這可以說是與教導者方面（大學教授）的態度有關。

但是，由美國等來到日本進行齲齒預防的講師們，都是牙周病的專家，他們沒有預防齒科教授的頭銜。在美國氟素是人人都知道的基本常識，而日本以預防齒科爲名稱的教室並不存在，表示預防齒科的責任已經停止。

在日本其他教室所研究的工作中，忽視了國民的氟素普及化，非常多「名稱爲預防齒科教室」發表多種細菌以及牙周病的論文。情況雖然如此，但是卻反對預防齒科無用論，以確保自己的地位，這種情況非常的弔詭。但是，齒科關係人士卻不足爲奇，因爲這是日本大學中人的基本型態。

日本專家到外國時被取笑

日本「到八十歲也能保持二十顆牙齒」的運動由政府及相關機關所進行。一九九八年，已經有報告顯示：日本八十歲高齡者的平均殘存牙齒數爲四到五顆，美國八十歲高齡者的平均殘存數爲十五・一顆，瑞典八十歲高齡者的平均殘存數是十五・七顆。但是實際上推測日本應該會增加至兩倍之上，約爲八至九顆。

其他國家的公共衛生氟素預防，是由牙醫公會或由政府所推行。不難預測的是今後高齡者的平均殘存齒數會陸續增加。聽說參加外國學會的日本代表會挺起胸膛得意的說「日本正在展開『八〇二〇運動』」。

外國的專家們接著詢問「八十歲殘留二十顆牙齒的口號值得加以評估，但是就目前的手段及方法來看，四至五顆的狀態是否能增加到二十顆呢？」日本的專家代表，因爲沒有推行最優秀的氟素齲齒預防法，所以詞窮而無法回答。

外國的專家學者充分的了解代表日本的大學，以及研究所的預防專家，並非眞正想「保護國民的健康」。因此常聽到參加外國學會的日本齒科醫師說：「我們好像只能成爲笑柄而已。」

(5) 傳播媒體的邏輯

好像大本營發表一般

太平洋戰爭（第二次世界大戰）時代是非常悲慘的年代，聽說幾乎每天都會在收音機上聽到大本營所發表的偉大戰果，令當時的人興奮不已，也令報導的機關加以推崇。

起先，日本軍保持勝戰優勢的時候，戰果的傳播多接近事實，但是，隨著戰敗連連，其內容則成爲誇大的宣傳。不知道事實的大衆，包括小孩子都相信敵軍的殘虐與日本軍是爲了正義與勇敢而戰。大本營報導之中隱藏了許多令人恐懼的問題，如科學化的想法被否定，不斷的宣傳使用竹子所做的長矛可以戰勝戰車，這種訓練式的精神論不斷的被強調著。

官方在對於自己不利的狀況下往往會操控情報，因爲會害怕國民的眼光，所以對於官方而言，則希望國民「一直處於不知道的狀況下而依靠政府」。

在齒科界方面，十二歲兒童平均每人齲齒數成爲國際性的比較標準。一九九三年日本發表了當時的平均齲齒數，九歲爲二・一六顆、十歲爲二・七五顆、十一歲爲三・六三顆、十二歲爲三・六四顆、十三歲爲四・八六顆。當然，統計上也有無法避免的誤差。

但是，到十一歲時齲齒數增加了〇・六顆，但是十二歲時毫無變化，到十三歲時卻又突然增加了一・二顆，約兩倍之多，其落差是否過大呢？這會令人懷疑是因爲害怕被取笑「因爲沒有實施氟素預防，所以齲齒數無法減少」，本來十二歲兒童的平均齲齒數應該是四・二顆，但是其以國際所發表的比較值三・六顆還少的數值，以維護官僚的面子。就好像是大本營發表的一般。

直到戰後，國民才了解太平洋戰爭的眞實情況，這是經過長久之後的事情。有些新聞報社發表的宣言提到「自從中日戰爭發生以來，到了太平洋戰爭才結束都因爲受到政府權力威勢的制約，所以無法充分的報導眞實情況、嚴正的批判之重大責任，所以無法讓國民了解更多的事實，現今陷入這麼悲慘的狀況，我們是應該向國內的民衆致歉」。

多半的電視新聞與報導機關都是以保護「言論的自由」、爲「國民的幸福」而奉獻，以及批判「不法、腐敗」爲其存在目的。但是，以保護言論的自由爲藉口，反而經常出現「違反科學性的言論，或是發表比較感性宗教性不合理言論」，這種報導態度非常的頻繁。他們應該與不正、腐敗進行戰鬥。但是，私底下卻爲了得到官員以及政治家的消息，而一致的投靠權力中心，這種態度屢見不鮮。

戰後經過五十年的今天，報導機關才爲戰爭致歉的到底意指什麼呢？不禁令人懷疑。

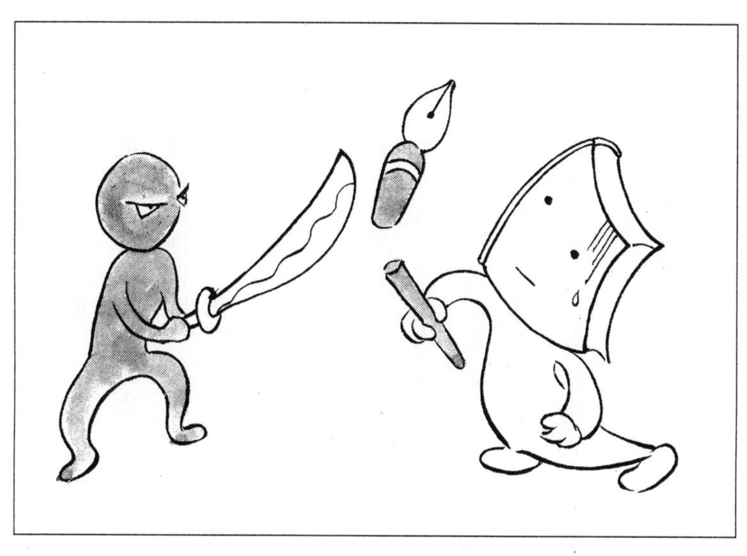

在權力之前，筆容易被折斷……

有些傳播媒體的相關人士，在各個電視節目之中擔任了評論員或者藝人的立場而發表言論，時而笑時而怒的表達個人的意見，以接受大衆的拍手喝采。但是，聽說多半的記者們無法表達自己的意見與投稿，這是報導機關隸屬於官權體制之下而無法發表意見的常態。

也有人說對於氟素的報導已經比過去更好。可是事實上，多半的記者都是最高學府出身的菁英份子，應該比一般的齒科醫師更擅於外語。因此如果認眞的加以調查，則會很快的發現「氟素齲齒預防是世界性的常識」。

但是，堅持偏見的人還是非常的多。一般人因爲知識的不足而造成的誤解，只要提供正確的資訊就能修正其想法。但是，所謂的菁英們卻認爲修正是一件難事，並且承認自己的錯誤是可恥的，所以不想理解也不願意修正。也許這也和品行問題相關，但是，在日本不僅記者如此，地位越高的人愈有這種傾向。

問題在於他們的文章巧妙而且能言善道，會選擇無法追究責任的語言來表達，並且擅於煽動國民，讓無知的人們感到不安。因此，雖然有時會採取中立的主張，也會巧妙地將科學上的問題轉換爲政治上、社會上及感情上的問題，而誘發了國民不安的情緒。

NHK曾經在節目上提到氟素反對運動，他們將日本各地反對派的主張視爲正確理論，所以有人非議這樣的報導方式有問題，結果NHK以「報導的自由」爲理由來推卸責任。一九八一年十二月，在宮崎縣縣議會肯定了氟素預防法的推行。但是，當時NHK的相關報導顯然讓人產生對於氟素預防的不安感。其後，縣議會更加認定氟素預防的推行時，NHK的記者想要深入報導卻被上層所駁回。

拒看NHK運動

一九九八年六月四日，NHK製作了『現代特寫』的齲齒預防專題節目。提到再鈣化作用時，只提到唾液問題而已，對於能夠促進再鈣化作用的氟素卻隻字未提。

當時此節目有兩位著名的大學教授爲特別來賓，詢問了ＮＨＫ的結果，才知道這兩位都同意播出的內容。因此，七月上旬，作者（山下）爲了要和ＮＨＫ對話而趕到東京。和我對話的是製作主任以及科學部主任。

明確的了解ＮＨＫ雖然已經認定氟素的重要性，卻不想報導氟素的問題所在。在我們的談話之中，主任發表說「齲齒預防的特別計畫節目，受到你們的抗議，使得上層指示今後將停止播放此節目，你們覺得如何呢？」雖然態度誠懇，但是語氣中帶有威脅之感。

聽說，某位開業醫師協助製作此節目，他在他的著作中指出「在ＮＨＫ所放映的預防節目，使得自己的孩童患者成功的預防齲齒，他們開始在日常中使用氟素。有關促進再鈣化作用已經在事前充分的報導，但是隻字未提到氟素的情形之下而節目遭到停播，讓人深表遺憾。所以向ＮＨＫ提出抗議」。

到ＮＨＫ抗議的作者（山下），要求節目中演出的兩位大學教授一起對話，但是，他們都沒有出席。同時，齲齒預防氟素推行會議中，在日本各地積極的推行齲齒預防活動，其中北海道保護孩子牙齒協會同樣也向ＮＨＫ索取說明信函。但是，依然無法得到回應。

因爲爆發了這次的事件，所以宮崎縣保護孩子牙齒協會開始進行拒看NHK的運動。其實此抗議只是弱小團體的抗議，但是我個人認爲「聊勝於無」。

五年前，作者（山下）委託一家報社報導「抗議縣記者俱樂部」，而邀請了各報社的記者以召開記者會，但是被值班的記者勸告說：「家醜不可外揚，所以不可以招集記者會。」我認爲記者應該是到各地區走訪，以「兩腳書寫消息」的人。但是，實際上在各個地區設立了所謂的記者俱樂部，而依靠「政府機關上層的發表內容」來發布消息，有類似承包報導的強烈傾向。

水俣病

接下來我們來討論歷史上極爲悲慘的公害被害問題之原因，我們以水俣病和媒體報導之間的關係爲例來進行說明。

昔日，日本氮公司是日本經濟原動力的前國策公司，也是擁有政治力的大企業，當其工廠所排出廢水之中含有有機水銀，引發了水俣病事件。

水俣病在當時被視爲原因不明的奇怪疾病、遺傳病或病毒性疾病，而當時受害最深的莫過於當地的漁夫家族，他們食用了當時被有機水銀所污染的海洋產物，受到了極大的傷害。

漁夫家族所受到的傷害不僅在於肉體上的痛苦，甚至會遭受到患有遺傳性或傳染性疾病的嚴重歧視，可想而知，其精神上所遭受的痛苦，一定比肉體上的更難受。

當時，公司方面已經知道其原因可能是有機水銀污染工廠廢水，甚至已經經由動物實驗所證實，但是仍然持續地加以隱瞞。當時的熊本大學醫學部病理學系主任武內忠男教授予以揭發，試圖公開發表。但是，當時日本政府堅持站在保護氮公司的立場，並且以其威勢對於媒體加以控制其資訊。

當時，支持政府立場的東京工業大學清浦雷作教授主張變性蛋白說，其實政府在表面上或暗地裡都給予熊本大學莫大的壓力。變性蛋白說意味著「水俣病流行地區的漁夫家族食用販賣剩下的腐爛魚類，腐爛魚類體內中的變性蛋白質引起了水俣病。」但是，實際上漁夫家族食用的是新鮮的魚類，如果清浦先生進行實地的勘察則不會說出諸如此類的話語。

清浦先生之後在其著作《公害病》中介紹了許多公害。但是在水俣病的章節中卻隱瞞了事實，形成大錯。當然不爲漁夫家族所接受。

另外，媒體的報導資訊當然也有問題。當時媒體報導以爲熊本大學醫學部病理學系乃地方性大學並不值得信賴，而袒護保護政府權力的學說，競相進行錯誤的報導。但是，在報導過程中有一事實逐一地被揭露，那就是在行政手續的延誤之下陸續地喪失了許多人命，而且健康被害者持續增加中。而政府仍依據國家利益損益計算之立場，認爲挽救國家的基層公司團體比地方性居民的健康來的重要。

當事實被一一揭露時，公司和國家必須支付給地方居民巨大的賠款金額，使得日本的經濟根基大爲動搖，但是國家和公司仍然必須繼續生存下去，若企圖復興則得走一段苦難之日。

但是，對於國家衛生署中的官僚們而言，如同被蚊子咬但不覺得癢一般地絲毫無傷。我們從未聽說過，被害居民應得賠償金額是由官僚自身的財產所支付，官僚們反而能夠領取巨額的退休金，以年金過著悠哉舒適的生活。所以，國家的失敗則由全體國民付出慘痛的代價。一旦因爲行政疏失而產生藥害、公害或災害時，則在責任追究上，官員無須負起個人的賠償責任，所有的結果乃由全體人民來承擔。

對於媒體報導的期待

不僅水俣病等公害問題如此，媒體報導也有類似的問題，媒體與其宣傳口號「保護人民、批判權力」有所差異，早已淪為奉承政府、為權力服務的工具。

另外，氟也有類似的問題。政府官員忘了「為國民追求科學性眞實」之本分，卻感染了寧願無事的消極主義體質，想避免自身在團體中發生事端，而擁有自我防衛的本能。

同時，記者之中有很多人對於量和濃度的相關問題並不了解，其單純地認為「過量的營養也會成為毒素」，而將極端的量和濃度所產生的問題和性質相異的公害、藥害問題視為相同的問題，這種帶給世界衝擊的事實經常發生。

記者們大都不喜歡對於事物進行腳踏實地的深度報導，特別喜歡具有時效性與破壞性的即時報導話題，而媒體的上層階級多半採取消費立場，遵循顧客至上主義。

相反地，日本記者對於在世界中廣泛實施的氟利用之齲齒預防法，加以進行了解或予以幫助的人數並不多。

但是，並非全部的記者都是如此，而且媒體在世界仍然具有巨大的變革力量。所以，對於在利用氟的齲齒預防法，遠遠落後於世界各國的日本，筆者仍然期待著有些許勇氣的記者們，對於可能危害國民健康之事物進行挑戰。

(6) 學校之邏輯

對於教育應該加以尊重

日本自古以來即是教育制度先進的國家，在明治維新時代後輝煌地發展，其基礎是由江戶時代所存續下來的地方教育熱誠所致。當時，不僅武士階級擁有所謂的藩校教育，庶民階級擁有在寺廟神社開辦的私塾教育，不但提供了孩子教育基礎，同時也使得道德教育普及化。

當時，歐美等先進各國的文盲率仍然居高不下，日本的低文盲率是其他國家所望其項背的，對歐美等先進國而言，教育是統治階級教育子弟的工具，但是對於日本而言，明治維新以後乃明文規定以全體孩童爲對象，並不斷地加以充實。

當時教育者並非非常富裕階層，但受到多數人民所愛戴與尊敬，同時，政府對於較貧窮的家庭孩童，提供了免費的升學及進修管道，對於教育人才注入了大量心力。

但是，仍然存在潛在問題；戰前教育並非是爲了主權在民之國家建設的教育理念。明治維新時代爲了追趕歐美各國，而實施富國強兵政策，在教育方面便朝向全民的理念邁進。

一九四五年八月，隨著太平洋戰爭日本戰敗，以美軍為中心的佔領軍政策開始實施，教育變更為民主主義國家建設的教育理念所服務。因此，戰後的教育當然會產生混亂。

太平洋戰爭之前，教育為神聖的職業，但是隨著民主化教育的傳入，「教育者即勞動者」的心態則在教育者領域中擴張，因為他們為了能夠像勞動者一般要求改善薪資待遇，而進行集團交涉或鬥爭，進而成立了教職員公會以爭取利益。

當然，教職員為了維護自身的生活水準，而提出要求是正常之事。但卻逐漸誇示自身，甚至為了獲得政治權力而行動趨於激烈。

學校開始不再是教育孩子的神聖場所，反而成為教職員們的政治鬥爭場所。雖然他們自稱是勞動者或上班族，但是公務員即使不上班工作，在生活上仍然可以有所補助，和不工作即無法生存的民間勞動者或上班族差異極大。因此，現代的家長和孩童已經不如昔日一般地尊重老師。最近，在學校出現了孩童們對老師的反對事件，即是以此現象為產生背景。

那麼，教育的混亂是教職員公會的責任乃不容置疑之事實；但是，喪失指導力和主體性的校長、管理單位、上層單位，以及教育委員會等等，相關者也得負起此重大的責任。

在日本推行的氟素漱口是自來水氟化的次善策略，推行之時竟然引起了學校方面的異常反對現象。

即使在地方性幼稚園和托兒所，對於實施氟素漱口並不覺得危險，所以並無發動反對運動。但是，對於幼稚園和托兒所以上教育孩子的小學學校而言，如果在學校中仍然實施氟素漱口，則會受到大多數地區的教職員公會所斥責，並引發反對行動。

教職員公會和舊社會黨相互搭配，在議會中利用媒體展開政治戰爭。如果氟素漱口具有危險，則在地方性幼稚園和托兒所的實施過程中，必然引發反對運動，但是為什麼沒有任何反對運動發生呢？其理由何在？

老師討厭工作嗎

曾經有一事件。

宮崎縣的學校曾經有一段時間因星期六不供應營養午餐，改供應牛奶。一般而言，我們以為衛生指導老師（教職員公會會員）會特別注重孩子們的健康，並且認為

「讓孩子們餓著肚子回家，實在是太可憐」。但他們卻極力地反對供應牛奶，而拒絕接受牛奶業者的提供，所以牛奶業者得至校長處蓋牛奶領取章。其反對的理由是「工作量增加是件令人困擾的事」。

另外，如果學校等相關單位，在假日中邀請學者前來演講或舉辦讀書會，毫無例外地加以反對，並且提出要求說：「如果不在星期一或星期五之內補假，不會前往參加。」對大多數的教職員而言，有關孩子們的讀書會和座談並不比其個人的利益（私益）來的重要。

學校方面常常邀請學生家長參加勞動服務，但是大多數的教職員都幾乎不參加早晨的勞動服務。聽說曾有一位父親的勞動服務時間，和地區性公共事務時間重疊而加以拒絕，但是教職員卻說：「如果你早上八點要進行地區性公共事務，那麼請你早上六點至學校集合，勞動服務到八點爲止。」家長不得不早晨六點就前往學校勞動服務，但是學校方面卻一直到了工作即將結束時，才來了一位監督老師。

我曾聽有位家長對老師說：「我的孩子對我說補習般的功課比學校有趣，而且助益良多。」沒想到這位老師竟然回應說：「補習班老師的教學是商業行爲，因此熱衷於孩子的教育是非常正常。」眞是令人訝異。

使得這位家長目瞪口呆，心中很想對老師說：「那麼，學校開始民營化好了。」但是對家長而言，因爲「孩子好像是學校的人質一般」，而不願意對學校提出批評。

也有這樣的笑話：有位學校的老師說：「孩子們沒來學校，我們變得很輕鬆。」接著，聽到這些話的行政事務教職員則說：「如果連老師都沒來學校，則學校會變得更好。」

但是，再怎麼說老師這種職業，也只不過是在學校這種小領域中交際應酬而已，其社會世界非常狹窄，又被孩子和家長們所尊敬，公務員的稱號可以保證其在死亡之前都能生活舒適。所以，雖然老師這種職業從前有一段時期並不受歡迎，但是現代人卻趨之若鶩。

再加上負有管理指導責任的校長喪失了主體性，而校長預備人選並不關懷孩子們，反而極力地巴結掌握人事權的校長和教育委員會，而耗盡了體能和氣力。至於校長希望可以到更大的學校擔任校長，甚至有朝一日可以升官成爲教育長，其無法對於教育委員會提出代表學校的意見，而對於教育委員會唯命是從。

其實，對於孩子們無責任感的教職員，校長應該加以指導、管理和監督，但是許多校長卻認爲儘量避免會引發學校內部的事端，而成爲沒有善盡監督責任的好好先生，使得學校成為教職員的天堂。在這種情形下，孩子們當然覺得到補習班上課會比較快樂。

學校的老師成為反面教材的情形愈來愈多

其責任歸屬不僅在於教職員公會的下層會員而已，而幕後為了避免反對教職員公會事端發生的校長以及教職員公會指導部的責任更大。

作者（山下）擔任校醫的時期，雖然獲得學生家長會的極力贊成而進行實施氟素漱口，校長也允諾我們於下學期開始實施，但下學期時，我卻調任到其他學校擔任校醫。

當我在別的學校擔任校醫時，曾經有三位校長在下雨天前來說服我：「請勿在學生家長會中提倡推行氟素漱口，否則會引起學校的混亂。」想想，都已經是擁有五十年豐富經驗的人們了，竟然無法一個人說出自己心中的想法，必須三個人一同前往遊說。我懷疑地說：「會導致學生家長會混亂嗎？」接著問：「應該是引起教職員公會的混亂吧？」並且建議：「那麼，請你們將教職員公會的人一起帶來吧！」隨後他們就告辭回家了。

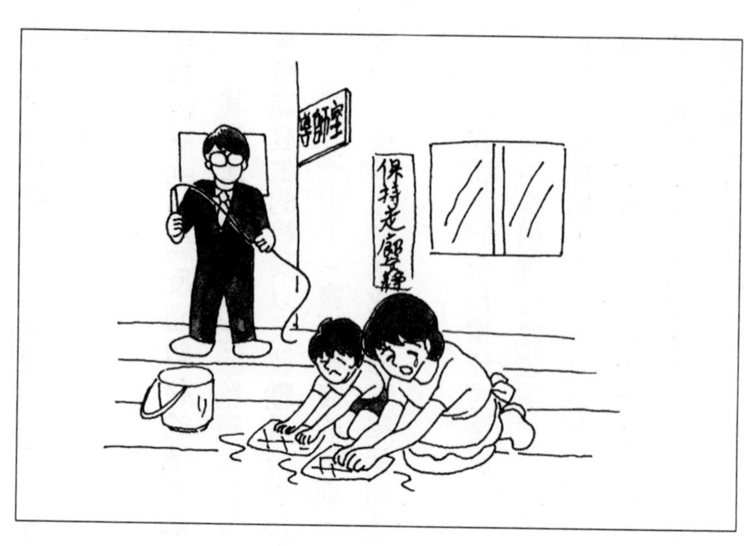

孩子成爲學校的人質

到學校後，學生家長會長以下的幹部都主張實施氟素漱口，但是，被校長懇求的人不得不晚上又來找我說：「孩子們成爲學校的人質，我們不敢違逆校長。」結果詳情如何作者並不知情，因爲下學期時，我調任到其他學校擔任校醫。

今日學校的情況惡化至此，除了學校存在了任性妄爲的教職員外，應該和不想做事、只想升官的無主體性校長也有密切關係。

許多學生家長擁有共同心態，很想鼓勵校長「沉默非金，應該以自己的誠意加以表達，如果難以言語則以行動以身作則，以自己的行爲教育旗下的教職員們，才是有勇氣之人」。

學校的老師分爲三類：主張自己的權力並要求工作條件的人被稱爲「先公」，拿出自己的知識對孩子進行販賣的人被稱爲「教員」，爲孩子們點亮自己人格的人被稱爲「教師」。其中，成爲教師的難度最高，因爲越認眞於教學越容易受到其他教職員的歧視。

但是，學校負責了地區性的健康問題，而在學校保健法中有提到「確保健康狀態的保持與增進」諸如此類的話語。

無論如何，衷心地期待著學校有稱爲教師眞正爲孩子們著想的老師存在，但是，如果學校方面沒有自淨作用時，則家長們必須積極加以呼籲，並且尋找改革的大好機會。

(7) 日本的反對作用

印跡作用

印跡作用（imprinting）是當雛鳥破蛋而出時，會將第一眼所目擊到的會動物品視爲其父母親；有一部電影情節是描述一鳥類出生第一眼目擊到的是人類，隨後其將人類視爲父母親，遂而和人類一同搭乘飛機登上天空，非常感人。

人類不會發生這種情形，印跡作用爲鳥類辨識的本能，非常難以變更其觀念。但是將此作用應用到日本的氟事件，則許多反對運用氟的人（教職員公會、消費者公會、記者、一些自稱爲專家的人）仍將氟視爲一種毒素，也有著所謂的印跡作用。

不可思議的是，這些人多半是高級知識分子，都是獲得充分教育的人們，但是，依照其動物性本能（好出風頭、不承認錯誤）者較多，大部分受到偏差印跡作用的影響。

其與鳥類的本能相同。所以，如果他們是鳥類則沒有關係，但是他們是自尊心異常高的人類。他們多半在醫學界、齒科醫學界的專業領域之中，幾乎不被重視。由於如此，他們喜歡利用聳動的話題出現於媒體，以引起衆人的矚目。

一開始即沒有以正確的方向來對應氟素的問題，只找尋令人不安的材料來煽動人心，不能只考慮其安全性，還得考量非常重要的濃度和量的問題。但是，他們採取反對意見，無視於量與濃度的關係，將他人的論文解釋成讓人無法相信的結果，讓衆人陷入了強烈的不安。其代表人物是以自己是東大講師爲招牌的高橋晃正先生。他以藥害問題出現於媒體，對於藥的副作用加以指責，獲得當時相當高的評價，但是，他

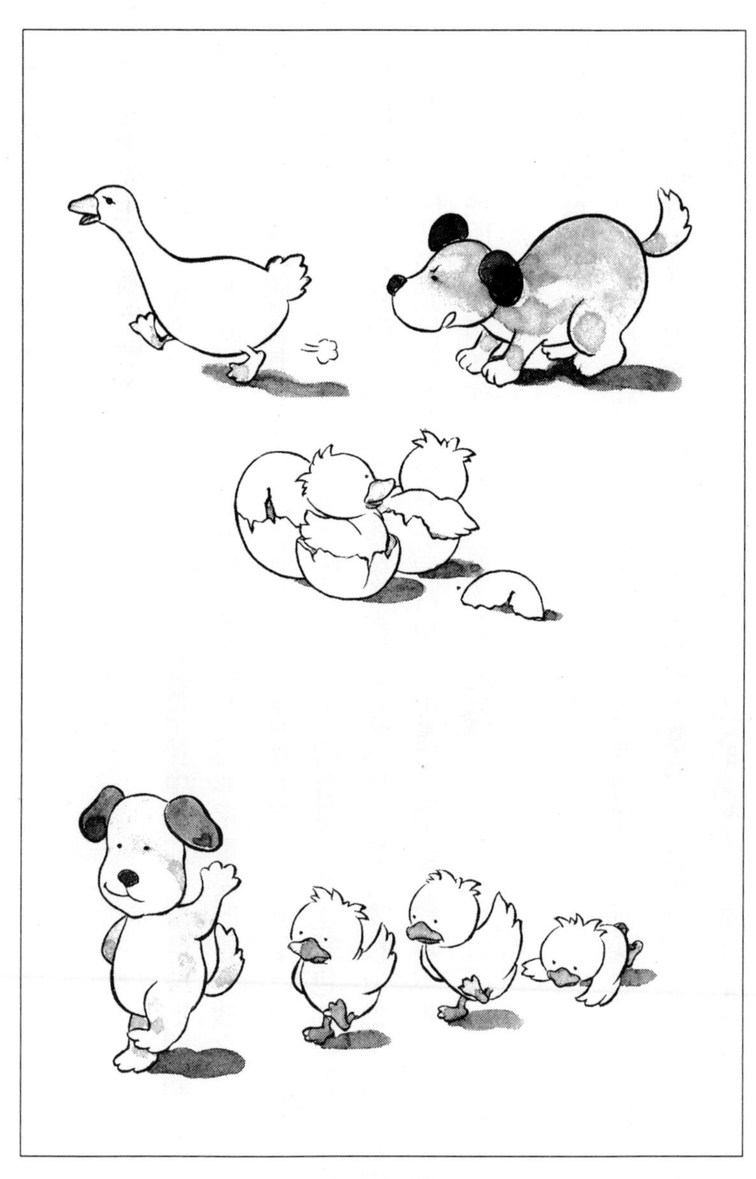

印跡作用

日後的極端行爲卻大有問題。

高橋晃正先生與離氨酸問題

一九七五年，高橋先生對於學校供給的營養午餐中添加了離氨酸的問題，成功地煽動了傳播媒體。對於我們來說，離氨酸是對於人體非常重要的氨基酸之一。但是高橋先生主張，離氨酸含有三安息香比林和四安息香比林等致癌物質，其實，這些物質在於一般食品（米、肉、魚、水果、蔬菜等）之中的含量，高達麵包的數百倍或數萬倍。而高橋先生和教職員公會至今還得意洋洋地認爲他們發現學校所供應的麵包中含有離氨酸，而且受到世界上知識分子的信賴。可是，他與教職員公會中一部分的成員，對於氟素所擁有印跡作用，認爲氟素非常危險。

防範跋扈的暴力

一九八一年十二月，宮崎縣採取氟素預防推行者的請願，而採取之前高橋晃正先生受到教職員公會浩大資源的邀請前來宮崎縣。當時，任職於國保醫院的作者（山下），被委託出席於市中心小松原公民館，所舉辦的高橋晃正先生的反氟素集會。前一天夜裡，當時的教職員公會委員長以電話直接通知，並且與我約束說：「高橋晃正先生會進行一個半小時的反氟素演講，同樣也給您一個半小時以進行反駁說明。」所以，我出席了反氟素集會。

由於前一天夜裡，委員長和我約定對高橋先生的反駁時間，但是我上台說話時，地區公會會員捉住我的襟領，不讓我「說話」。「雖然，委員長的約定，但是在這樣的市中心，我們都認爲這樣的約束無效」。

在爭論之時，來參加的教職員公會的會員之中問道：「爲什麼不讓他演講呢？你們是否沒有自信回答呢？」因而最後他們允許對高橋先生進行質詢，但是，在二十分鐘我就提出五、六個問題，可能他們認爲形勢不利的樣子，公會會員馬上包圍著高橋先生出場，而作者（山下）和幾位人員不停地追隨高橋先生。但是，公會執行人員在會場中宣告「今天的集會結束了，請解散！」而作者也被包圍，動彈不得，質詢行動被加以阻止。

雖然有許多會員對我表達善意，並且揶揄執行部會員「難道，對兩個人的質問就招架不了了嗎？」不過，高橋先生預定了時間販賣其反對氟素的書，但不得不由會場中消失。

本來，反對氟素時，自然會反對自來水氟化；但是，高橋先生面對我們的詢問窮於言辭，遂而勉強回答：「氟素漱口的濃度過高，所以具有危險性，但是，自來水氟化是安全的。」高橋先生的回答內容毫無一致性，眞是令人訝異！有位藥劑師於學生時代，因爲藥害問題一直接受高橋先生的支援，不禁說道：「沒想到我尊敬不已的老師，這麼沒有水準！」而感到唏嘘不已。

以當時的狀況來看以及隨便找理由的高橋先生之態度，至少可以證明他不是學者和研究者。

數日之後，作者（山下）在宮崎縣邀請了崎阜齒科大學的可兒瑞夫教授和新瀉大學的境脩副教授（當時），舉辦了「氟素與齲齒預防」之演講會，而來參加此演講的公會會員大約有兩百名。

當時，教職員公會方面的詢問者水準很低，前來會場的前宮崎縣教職員公會委員長忍不住地提出警告，以「請勿再進行令人羞恥的詢問」來引起公會的教職員注意。當時，作者以麥克風告訴與會的高橋先生說：「演講終了之前，我們會提撥出充分的時間來回應您的質詢。」

但是，他和他的隨從，並沒有提出任何詢問，隨即離開會場。日後，教職員公會在自己所發行的報紙上發表「他（作者山下）來參加教職員公會集會時，逃之夭夭。所以，反對氟素的高橋先生這一方面獲得壓倒性的勝利」。

當都城市的教師公會集會時，許多成員對於此次跋扈的執行部進行非難，還好沒有演變成暴力事件。但是，聽說縣內教師公會的反對氟素集會中，曾受過教職員公會幹部N先生的暴行，所以教師公會的「手法是先說謊，如果行不通則訴諸暴力」。

滿嘴反權力，其實是權力主義者

數年前，我有機會在東京所舉辦的討論會中，和高橋先生著作中所提到的幾位學者邂逅，當時，氟素預防活動的前輩們對默默無名的作者（山下）說：「對方都是專業的反對者，所以別參加其討論。」

的確，前半段我默默聆聽，但是他們的反對說法非常無意義，所以後半段我忍不住參加討論。在會場中，主要由梅村長生先生發表其反對論述，但是其反對論述不合理時，則開口說道：「教育部也反對使用氟素。」但是，作者隨後發表「我曾經和某教育部課長談話過三次，但是他提到他們對於反對派非常的困擾」。隨後，梅村先生開始沉默。

接下來梅村先生說道：「我曾經訪問過美國國立齒科衛生研究所（NIDR）」，我隨即問道：「請問當時是誰擔任NIDR所長？我於一九九三年聽到哈樂雷所長（當時）一個多小時的氟素相關談話，一字未提氟素的危險性。同時，阿星斯維斯先生好意地安排了NIDR的教授來說明日本的概況，結果其說道：『日本完全沒有實施自來水氟化的地區嗎？我們從未聽說過世界上那一個國家的牙醫公會反對氟素漱口的。是否日本沒有齒科醫師呢？』」梅村先生完全沉默下來。

長久以來，梅村長生是日本牙醫公會的幹部，與其同席的反對者藤秀敏先生是宮崎縣牙醫公會中的大人物。然而，他們表面上扮演著「牙醫公會贊成氟素預防」，像這樣莫名其妙的人擔任幹部，表示牙醫公會的內部是討厭氟素預防的。

無論如何，日本的反對運動非常沒有深度，其將美國反對者反對自來水氟化的理由延用到氟素漱口上，片面地加以修飾。同時，日本的反對者還反對氟素漱口和含氟牙膏等局部應用法，這是爲反對氟素而反對，與世界上的反對活動並不類似，其內容反而被美國反對者所嘲笑。

美國的反對運動中曾經提及，在自己的專業領域之中不被認同，好像是自稱學者的欲求不滿排泄口一般。同時，他們也利用討厭工作的人們作爲政治鬥爭的道具，巧妙地派任以氟素反對爲立場的牙醫公會幹部，讓他們擔任指導與推行日本氟素預防的工作，這對於外國人而言，著實令人不可思議並且無法了解。

(8) 稱為不採取作為的罪名

過去，政府衛生署對於藥害問題採取不負責任的態度，這種情況非常嚴重，而且令人髮指。在沙利竇邁事件（鈦氨派啶銅畸形兒）過後，據外國的報導資料指出，日本完全沒有發佈回收藥物的命令。直到有被害報告出現的十個月後，才由製藥商自行回收，之前政府並沒有採取任何活動，結果出現了五百多名鈦氨派啶銅畸形兒。這就是衛生署的對應態度。然而，被害者出現後，在認可危險藥品的衛生署之中，並沒有任何官員受到處分。

繼沙利竇邁和斯蒙病二事件之後，氯吶被稱爲第三藥害，氯吶被使用爲腎臟疾病的用藥，但是後來引起視力障礙，其副作用甚至會導致失明。這在一九六〇年左右，外國有報告加以指責，日本於一九六二年也有病例報告。一九六五年時，當時的衛生署課長卻自己停止飲用水，但是沒有進行任何行政手續。

一九六九年時，衛生署有義務記載使用之注意事項。製藥廠停止販賣是更以後的事。一九六五年時，如果當時的科長自己停止飲用並且有所對應的話，據說可以防範百分之八十的視網膜症患者罹患疾病。

其後，應觀察後再進行評估氯吶是否對腎臟疾病具有效果。被害者喝了沒有藥效的氯吶，發生了視力障礙。但是，衛生署當時對於一切的問題一律採取不負責任的態度。最近又發生了「愛滋病」事件，從衛生署方面來看當時只有課長一個人被逮捕。因爲他雖然知道非加熱製劑具有危險性。可是，卻等到綠十字的庫存量減少之後才發佈回收命令。

過去官員們知道國民會成爲被害者，但是沒有採取負責任的處置方式，也沒有追究犯錯的官員。但是，被認定爲並未採取行動的罪責。此罪責如果不是由國民、傳播媒體的記者來大聲疾呼則無法成立。

就公共衛生的層面來說，最優秀的齲齒預防法是氟素。這在世界各國皆有推行，但是衆所皆知的是「日本爲了齒科醫師的生活，而不加以推行」。說不定，衛生署齒科官僚遲早會因爲不採取行動的罪名而被逮捕，因爲他們冒犯了爲害國民健康的危險。一般而言，他並非故意引起事故，即使不被逮捕，也得承擔起賠償與補償的義務。何況，在知道情形之下而發生事故，因意圖與企圖的罪責會加重，所以在獄中所要支付的賠償金額也會很多。

雖然這種「不採取行動之罪名」，給人遲來的正義之感，可是被社會所認定的是日本的齲齒對策之缺點日趨問題化，並且日漸浮出檯面。說不定在最近的將來，自來水氟化等方面的對策問題，衛生署不免要採取氟素的應用法，這樣一來，對於國民而言，不啻是良好的契機。對於齒科關係者來說，有其實踐的義務，其實踐行動也會讓國民肯定與信賴，而成為良好的推行機會。

但是，目的的達成則得靠國民與有良知的齒科醫師們的呼籲。

(9) 要有人打頭陣

希望日本如肯納西女性一般是「有勇氣之人」

一九六一年，西德漢堡大學的凌知博士提出報告，如果孕婦服用沙利竇邁為安眠藥，會生出畸形兒。當時在西德有五千名受害者，但是製藥廠馬上進行回收工作，隨後，英國與荷蘭也發生了類似事件。當時，雖然日本也有相關性的報告，但是衛生署並沒有馬上發表回收命令。日本製藥公會中的大日本製藥開始自主回收，也是十個月後的事情。

但是，在美國方面卻沒有任何被害者出現。FDA（美國食品醫藥局）的肯納西博士擔任了檢定新藥的工作。有關於西德與英國各方面，他們廣泛地使用沙利竇邁爲安眠藥，當他們以「不確定其安全性」，而在一年之後獲得確認。

當時的藥品回收報告中指出，一般的方式是在兩個月之內提出承認的結論，但是在一年之後長期拒絕是特殊的案例，當時肯納西博士承受著莫大的壓力。不久之後隨即發生了沙利竇邁事件（鈦氨派啶銅畸形兒）。隨後頒給了肯納西博士市民勳章，讚美其具有承受壓力的勇氣。

如果發生在日本，則情況會如何呢?如果有和肯納西博士相同遭遇的女性，可能會遭受秘密封殺。但在美國則截然不同，有勇氣的人一定會受到讚揚的正面評價。

FDA對於藥品的安全檢驗非常嚴格，但是對於自來水氟化等齲齒預防法採推行的態度，並且褒揚其安全性與有效性。因此，我們可以理解氟素的安全性。

重視衛生教育的金鐘培教授

沒有齒科醫師相關人士的適切指導，無法對預防計畫發揮其有效性，如果沒將最優秀的氟素預防資訊正確地傳達給國民，並且付諸實踐，齲齒預防恐怕難以達成。

例如：前述的韓國，國家、牙醫公會、大學共同協力，對於都市的自來水氟化和學校的氟素漱口，在數年間，以衛生教育爲目的，對於齒科醫師、護士以及居民對於齲齒知識與意識，進行相關性的調查。

被知識與意識支配的言行，成爲個人決定採取行動時不可或缺的必要因素，將自來水氟化以及氟素漱口等預防活動付諸實踐與普及化時，知識和意識成爲非常重要的因素。

一九九三年，以未實施自來水氟化地區中的九百五十人勞動者爲對象，對其詢問是否贊成實施自來水氟化？其中約有百分之七一・九的人表示贊同。

一九九六年，自來水氟化已經開始實施了兩年，對加松市約一千六百位女性進行詢問，回答「自來水氟化有效」者佔百分之八八・二，回答「安全」者佔百分之七一・四。

可見，以自來水氟化的相關知識來說，韓國一般人的回答都比日本的齒科醫師更正確。在漢城市一所已經實施氟素漱口的小學學校，對於小學學生的母親一千兩百名來進行調查，贊成氟素漱口者佔百分之九三・四。進行此調查的金鐘培教授，對此再加以評估：韓國居民的知識以及意識，比齒科醫師與護士的水準低。但是，韓國居民的知識以及意識比日本的齒科醫師與護士的水準還高，倒是事實。

這種事實給予我們一種啓示，指導者最好應該擁有「該爲國民做些什麼」之明確目的意識，以及對於國民進行適切的衛生教育，更重要的是，要讓國民自身擁有正確之方式。

因此，期望日本的齒科關係者和教育關係者（大學教授），能夠加把勁。

自我本位應該引以爲戒——美國在裁判鬥爭獲得勝利

美國百分之六二．五的自來水供給人口，約一億四千四百萬人引用添加了氟素的自來水，但是其過程也並非相當平順。

美國公共衛生局（ＰＨＳ）的前局長泰利．Ｌ先生「在推行自來水氟化成爲公共衛生的過程中，受到重重的阻礙」。

多數剛開始實施自來水氟化的地區都有一些共同遭遇，如有人認爲氟素是不合法是違反憲法，並且要求馬上中止，如此的裁判鬥爭不斷地反覆。而此反對派的戰略是以時代爲背景，去尋找最容易煽動不安情緒的材料來使居民恐懼，例如：「飲用了添加氟素的自來水則會變成白痴，這是共產黨爲了控制美國的手段」等的共產主義者陰謀說、公害、愛滋等，一切理由都成爲反對運動的戰術。

在過程之中，反對派主張「氟素有毒，對人體有不好的影響。」但是，這在科學上不被肯定，後來他們將反對的理由轉變爲「個人有選擇的自由以及宗教上的信念」，認爲自來水氟化在法律上是無效的行動。

到了一九八四年，美國最高法院審理反對自來水氟化案，一律被退回，並且拒絕再審理。其理由是，美國尊重個人的自由，但是「如果以公共的福祉層面來說，則個人的權利以及選擇的自由會遭受制約。這就是將「個人選擇的自由」和「個人的私利」加以區分。

日本也是如此，許多問題在學校、工作場所以及地區之中，一定會有反對者與團體。其中有一部分人士以，爲反對而反對的姿態出現，這種自我本位者在於言行上對別人施加壓力，不在乎其他贊成者的權利。放棄個人責任的指導者爲數不知有多少。因此，希望日本的指導者與關係人要好好的學習美國人的責任感。

日本齒科業界也有偉大的指導者

一九八八年春天，我因爲關東地區某縣的牙醫公會會長介紹，和剛就任於日本牙醫公會的公共衛生常務理事鈴木實先生會面，每月在東京舉辦有關於氟素預防的討論會。之後，他擔任了京都府齒科醫師會會長，當時鈴木先生與京都府交涉，確保氟素漱口的預算。所以對於京都府的公共衛生氟素漱口事業的推行有相當大的貢獻，他並沒有「只說不做」的官僚習氣，而是「言出必行」的。

一九九八年，在和歌山一所舉辦的齲齒預防全國大會之中，有一位來自京都府的人士發表了演講：「現在京都府包括了京都市、舞鶴市、福知山市、龜岡市、綾部市等六市三町，約有兩萬個孩子集體接受氟素漱口的恩惠。這得力於當時京都府齒科醫學會會長鈴木實的指導。

當時，並非所有人都表示贊成。但是，鈴木會長提出『我來負全部的責任』，著實以官員的威嚴來發言，任誰也會被深深感動。其後，京都府齒科醫師會的公共衛生的重要活動之中，以氟素漱口的普及最爲重要。」

鈴木實先生在京都的成就在歷史上留下聲望，可見變革需要有類似鈴木先生這樣言出必行的人物。

第七章

地區上展開的齒科預防活動

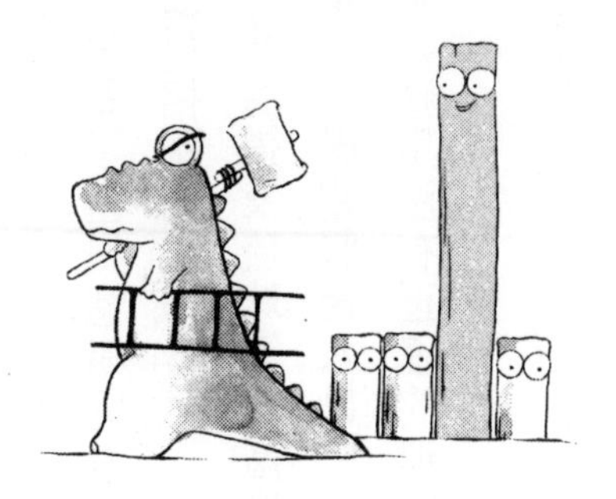

(1) 無論任何時代，革新者都只是少數人物

日本齲齒預防推行氟素會議

為了保護國民的齒科保健。衛生署、日本牙醫公會、日本學校齒科醫師會等政府及相關公家機關，要承擔提供國民正確資訊以及預防活動的責任。應該改善國民對於有關自來水氟化以及氟素漱口預防法的觀念，提供正確的資訊活動。但是至今仍然完全沒有這類活動的推行。以過去的日本看來，他們只不過是阻礙了國民意識的發展。然而，在日本境內難道沒有推行自來水氟化、氟素漱口的齒科相關團體嗎？

日本齲齒預防氟素推行會議為其中的一個團體，他們在北海道及琉球等地區舉辦活動，以開業醫師為中心，集合了許多大學人、研究者以及行政機關服務人員。其對於團體性的自來水氟化、氟素漱口法，以及其他氟素應用法有正確的理解，並且付諸實踐。以普及化於國民為其活動方針。

※有關自來水氟化方面，要求衛生署設置專門委員會的行政單位。

※有關氟素漱口的努力：①於四十七個都、道、府、縣實施團體性的氟素漱口。

②要教育部、衛生署設置行政單位。③努力獲得縣市町村的行政補助。

※以氟素塗布或含氟牙膏等應用法來進行普及化。

※進行其他齲齒預防的活動。

※以廣泛的宣傳與教育來普及活動，①進行國民宣傳與宣傳活動。②廣泛的進行教育普及活動，目的在於舉辦全國各地的講習會、研究會。

※會議的推行目的，以呼籲團體以及個人前來參加。

※要推行上列的活動需要諸多團體的協助。

作者（山下、田浦）擔任日F的交涉委員與國會、衛生署、教育部、日本齒科醫學會、報社、雜誌社，及其他相關性團體與個人進行個別式的交談。日F每年一次到日本各地舉辦齲齒預防全國大會。使日本各地的居民、行政人員，以及齒科醫師能夠眞正的理解氟素的重要性。

過去的自來水氟化

日本實施自來水氟化的時間非常久。一九七二年時，除了回歸日本的琉球本土（一部份是一九七三年）有實施自來水氟化之外，其他地區並沒有實施。因此，京

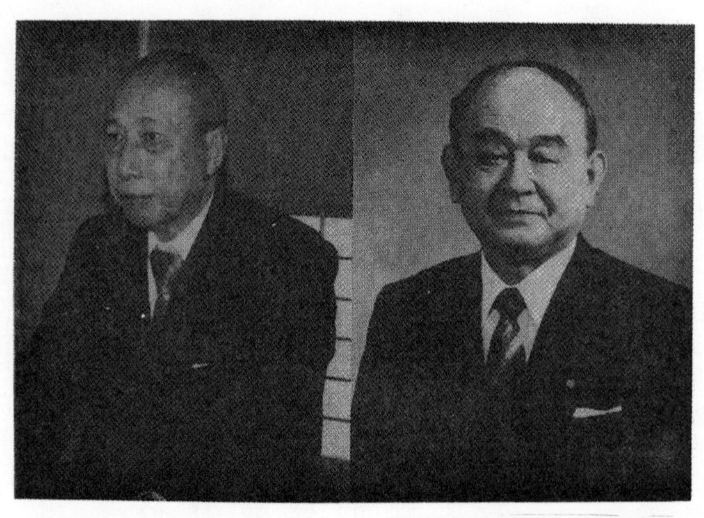

岡田信雄先生　　堀井欣一先生

都大學的美濃口玄教授以京都山科地區實施自來水氟化（一九五二年到一九六五年）。

現在，在日本境內有實施自來水氟化的地區是神奈川縣的美軍橫須賀基地。

在新潟開始的齲齒預防運動

一九六五年後半，在新潟大學齒學系預防齒科（堀井欣一教授當時擔任主任）。在新潟縣西浦原郡彌彥村，推行地區性的氟素漱口的齲齒預防活動，獲得良好的預防效果。以境脩副教授（現任福岡齒科大學教授、日本口腔衛生學會氟化物委員會委員長）為中心的年輕人們來舉辦活動，感動了當時新潟縣齒科醫師會會長岡田信雄先生。就任日本第一個氟素預防推行團體「保護孩子牙齒協會」的首任會長。

其後，新潟縣民的健康得以提升。一九七四年二月，新潟縣議會議長提出「有關齲齒預防的優先行政單位之請願」。同年的六月二日，由新潟大學醫學部、齒學部、新潟縣齒科醫師會、縣醫師會、縣藥劑師會、縣衛生局、新潟縣自來水事業關係者的所有代表人物，共一百五十人專任委員構成新潟縣自來水氟化之檢討會。同年七月二日，在新潟縣縣議會請願，全場一致贊成。

有關自來水氟化的預防，已經由縣的行政當局著手實施。

一九七四年六月四日招集了七百名的縣民，在新潟縣縣民會館大廳，舉辦保護孩子牙齒的縣民大會。首先由京都大學美濃口玄教授發表演講，新潟縣民全場一致對於「自來水氟化」及「氟素漱口」在幼稚園、托兒所、中小學校的實施爲目的，向行政當局申請以進行決議。同年八月，由新潟縣牙醫公會、新潟市齒科醫師會，以及許多市民共同加入齲齒預防的氟素推行活動，並且加入保護孩子牙齒活動協會。這都是岡田信雄先生發揮其領導力的結果。

同年十二月十八日新潟縣爲示範地區，接近於上越市向縣政府當局正式提出申請，想成爲自來水氟化地區中的一員。

寧願無事的官僚本質依然不變

孩子齲齒數非常多的狀況下，新潟縣的自來水氟化檢討會的大部分意見是，齲齒預防要仰賴自來水氟化。

可是會議中，自來水事業關係者提出了：①水道本來的目的是在於適當並且正確的提供自來水；②要實施此項措施必須經過居民的同意；③國家、縣政府的指導方針並不明確、日本並沒有此項制度……等等消極的意見。

美國各國等，既定實施的添加氟素於自來水，其方法由WHO進行，而日本的自來水氟化工作由WHO推行決議會議中所通過。新潟縣議會也加以肯定，因此意見①是，其沒有反對或贊成的依據。

意見②是，在牧村由牧村的保護孩子牙齒協會會長金井清一先生在村議會推行決議會中，居民所贊成的，所以沒有任何問題。

意見③是，實施需要顧及財政問題，可是，對於行政單位來說給予氟素預防的預算不多。雖然沒有依據可以對照，但由行政單位所進行的手續與作風來看，可能會對木村要求中止實施自來水氟化。當然，一定付出一些代價作爲交換條件，例如：如果中止實施則我們增加你們的地區行政預算。但是，如果你們反抗時，則會刪除預算援助。

因爲，對於想安穩度日的官僚們來說，行政單位的新動作可能會發生新摩擦或新的責任問題；日本的官員覺得如果稍有一點兒差錯，不是怨聲載道，就是麻煩四起，最後則必須拚命地加以解決。所以他們毫無考慮居民的福利，也不顧及社會的利益，只爲了保護自己而怯步，忽視了國會、縣議會中被國民和縣民選舉出來的民意議員之意見。並且，發揮了其所擁有的扭曲方向之能力。三流的政治家是一流的官員；但是，巧妙保護自己利益（私益）和自己任職之組織（省益）則是一流的官員。

美國的五大都市之中，唯一還沒實施自來水氟化的地區是洛杉磯市（加州），他們計畫在一九九八年十二月中旬完成自來水氟化工作之實施。這是加州洛杉磯市的齒科醫學會會長、州長、市長、行政人員以及其他前來共同協助的人們，不怕反對者的批評與非難，才得已實施。所以別忘了向偉大夢想挑戰的勇氣。

爲了保護齒科醫師的利益，不僅沒有實施自來水氟化，還暗地裡向內部發表次要的「氟素漱口預防法不加以推行」，有許多日本齒科醫師會幹部、行政單位幹部都贊成這種想法。當時，岡田信雄先生以縣齒科醫師會會長的立場，爲了保護新潟縣民的健康挺身而出，所以已故的岡田信雄先生之勇氣與影響，在國家的齒科界與醫療界的歷史上被加以紀錄。今後，是永垂不朽備受讚美的歷史篇章。

新潟縣牧村的預防效果

牧村的自來水氟化工作，在暗中爲權力關係所阻礙，所以只好推行氟素漱口。姬野達雄先生二十年以來，在牧村從事預防與治療的工作。

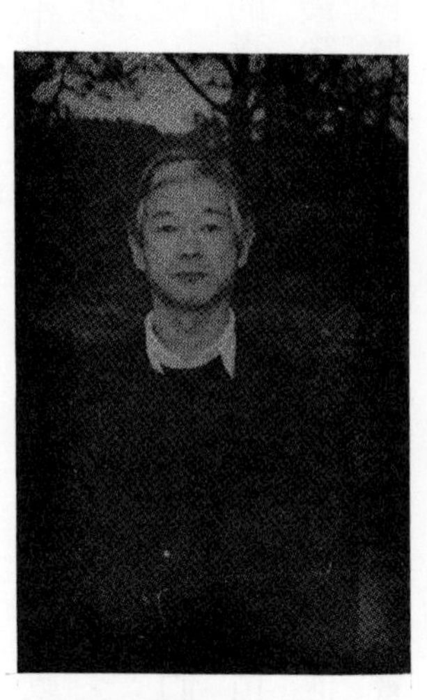

姬野達雄先生

一九七四年至一九八一年的七年期間，在中小學學校實施氟素漱口，而中小學學生的每人平均齲齒數由三．七顆減少到一．五顆。同時，成本利益比爲一比二十四，預防所需要的交通費和預防費用，其價值比爲一比六。無論如何，氟素漱口預防法使得齒科醫療費減少非常多。

依據後來的調查，由四歲到十四歲（托兒所至中小學階段）的十一年期間，

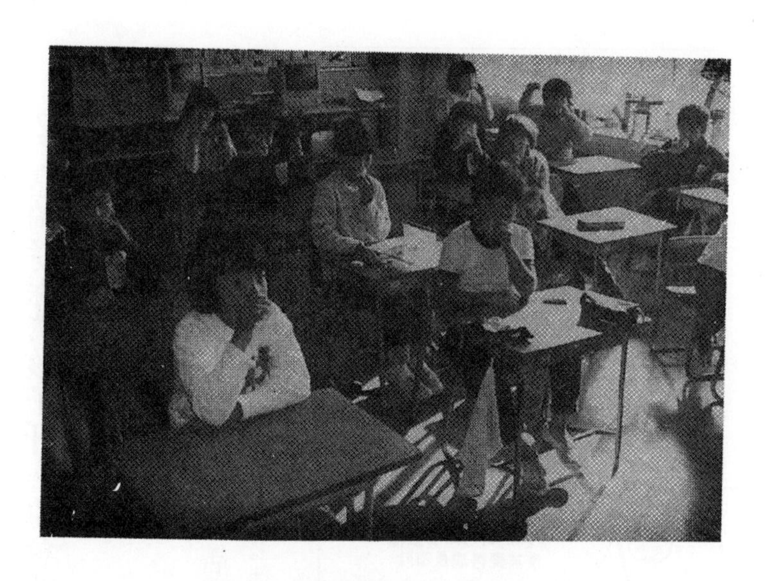

牧村小學的氟素漱口情形

持續接受氟素漱口的孩童，在中斷氟素漱口的六年之後，在一九八九年至一九九一年時，針對二十歲的青年進行牙齒健康檢查，如果與沒有實施過氟素漱口的地區之二十歲者比較，則每人平均齲齒數低了百分之四十四至五十八。在牧村中實施過氟素漱口到中學時期的孩子們，到了二十歲還具有預防效果。

本來，氟素的齲齒預防是一輩子的重要事情。如果像琉球地區一般長時間的中斷則會降低其效果。因此，以考慮自來水氟化和使用含氟牙膏的齲齒預防法，最爲理想。

(2) 宮崎縣保護孩子牙齒協會的市民活動與國際交流

勤樹會結滿喜果與樂果

宮崎縣南部流傳著一句話「痛苦、麻煩、不想工作」時，稱爲「懶樹」，「懶樹」上只結滿悲果和苦果；而勤樹上到處結滿了喜果與樂果。

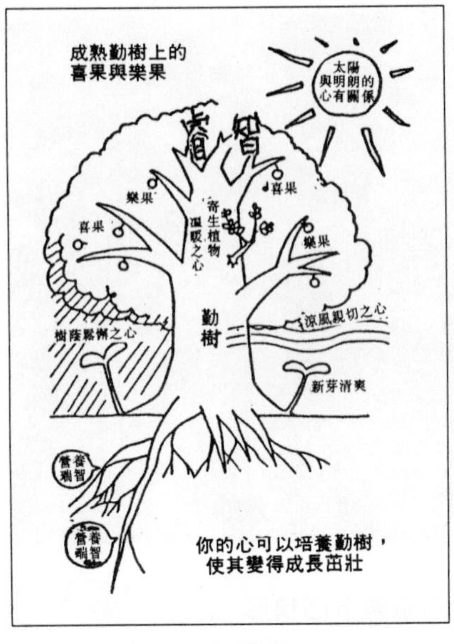

自來水氟化與氟素漱口是「由市民、爲市民、市民的公共衛生齲齒預防法」

接下來介紹一九七五年於南九州鄉下開始的「由市民、爲市民、市民的活動」。

由於牙醫公會獲得行政上的協助，但是市民內心與彼此之間所形成的網絡，在『宮崎縣保護孩子牙齒協會』中日漸擴大，透過市民所計畫的每月例行的讀書會「馬嘶會」、周遊南九州汽車之

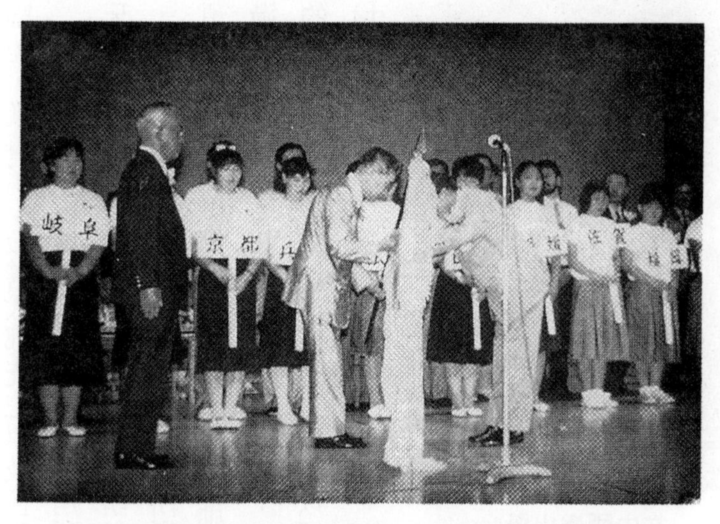

1987年在都城市民會館舉辦的「齲齒預防全國大會」

旅、氟素劇團、每年的好孩子氟素大會等活動，藉之彼此交流內心的熱情，成爲推行氟素預防的好夥伴。

一九八七年有兩千人集中於都城市，舉辦了「氟素齲齒預防全國大會」，約有兩百名市民前來協助，而當地的國會議員、市長、里長都前來參加。以此大會爲契機前教育部部長瀨戶山三男（已故）會長，以及島津久厚先生爲顧問。大會結束一個月後，九十名擔任大會義工的朋友們，開始利用週末推行爲癱瘓老人洗澡的慈善活動，至今已十三年。

當年，日F的公關人員作者（山下）開始和衛生署、教育部、日本齒科醫學會等開始交流。其結果造成國會設立了議員聯盟，獲得了小坂善太郎先生以及西岡武夫先生良好的支持。

有一回在都城市公所舉辦托兒所所長大會，其中社會福利課課長要求說：「都城牙醫公會只是說勿推行氟素漱口，所以托兒所應該中止實施中的氟素齲齒預防法。」但是，另一位參加會議的托兒所所長抗議說：「WHO和國家都肯定氟素對齲齒預防的效果。但是你們想要中斷實施氟素漱口時，請發出市政府的正式公文。」不過，市政府當局卻態度爲之一變說：「我們取消剛才的話語。」其他部分也受到莫大的壓力，還好當時以市民的力量加以解決。並且使得地區上或中央上的支持者持續地增加。

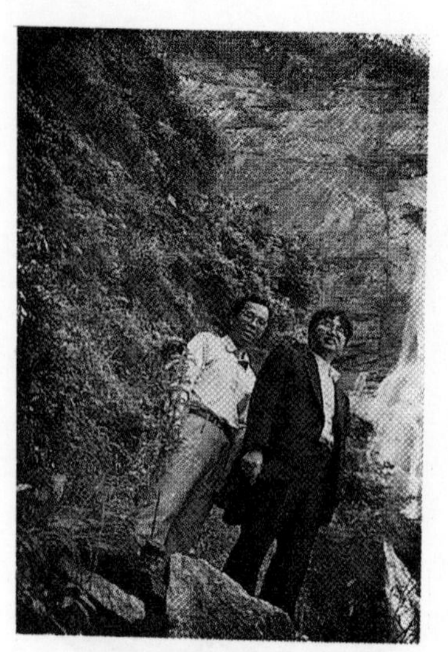

在中國廬山與
小林清吾教授拍照

超越國界的友情

每年夏天會定期舉辦「九州大學中國華人住宿民家」活動，以此和中國華人得以交流，並且透過氟素進行活動。這種活動一九九〇年由美國及韓國開始，也成爲中國江西醫科大學和韓國漢城大學彼此相

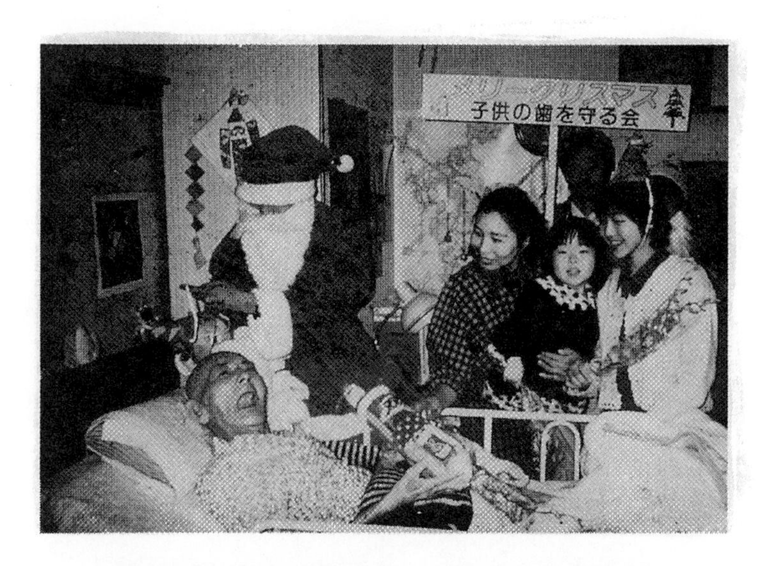

每年例行的泡浴慈善活動，聖誕老人家庭訪問

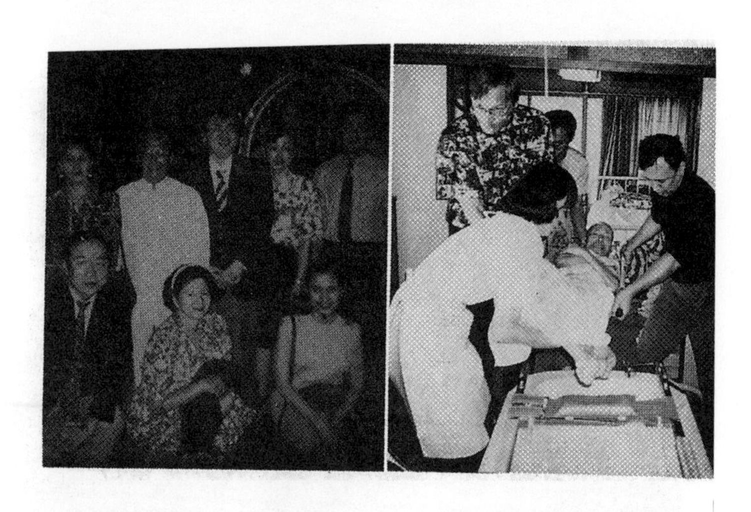

1995年雪鐵羅・拉雷爾國會議員的歡迎會上（馬尼拉）

1994年參加泡浴慈善活動的悠馬尤凱勒先生

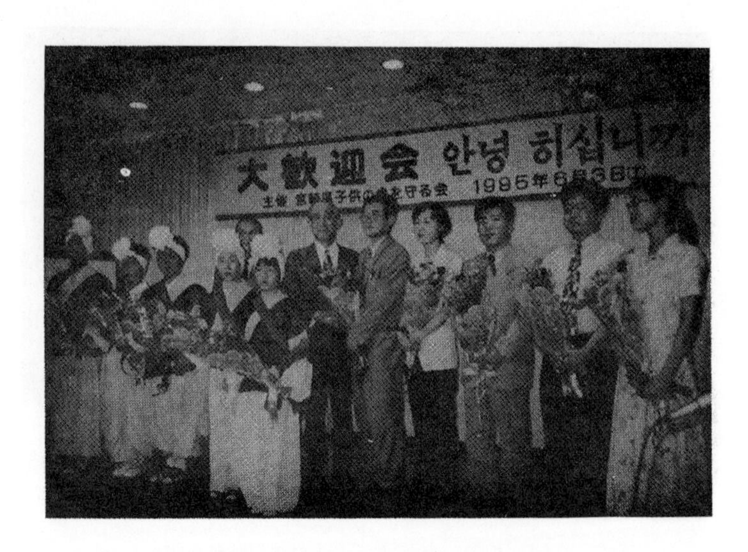

1995年由韓國前來訪問的孩子們

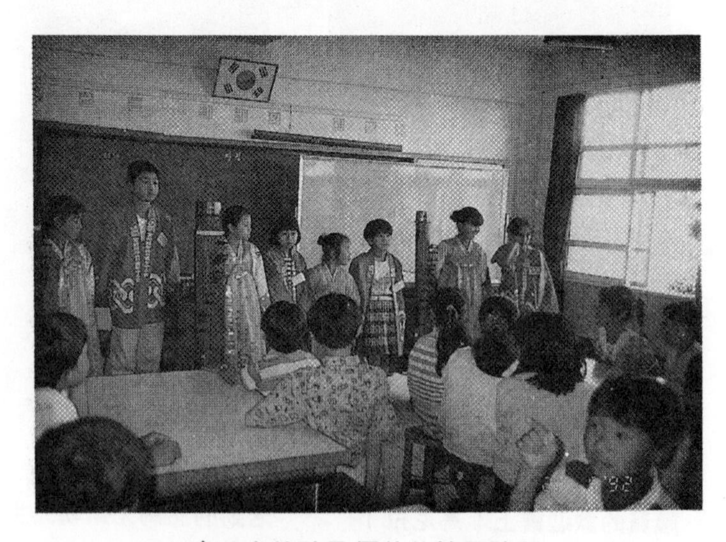

1996年日本的孩子們前往韓國訪問

互交流的契機。

透過會報（日文、英文）及電腦網頁（日文、英文）將學術範圍擴大到國外，並且帶領市民及孩童前往韓國參觀氟素預防活動，一共進行了五次之多。當時，有一位在太平洋戰爭中，擔任游擊隊指揮官的菲律賓籍官員來到日本，我們會中的許多會員因爲參加過此戰爭，所以特別舉辦流淚的歡迎會。

俗話說：「稍微突出的棒子會被打平」，但是「如果椿過於突出，則不被打平」。許多夥伴的熱情（Heat）至今成爲溫暖的心（Heart），雖然只是在狹小的活動空間之中，但是可以互相交換情報，並且獲得理解。

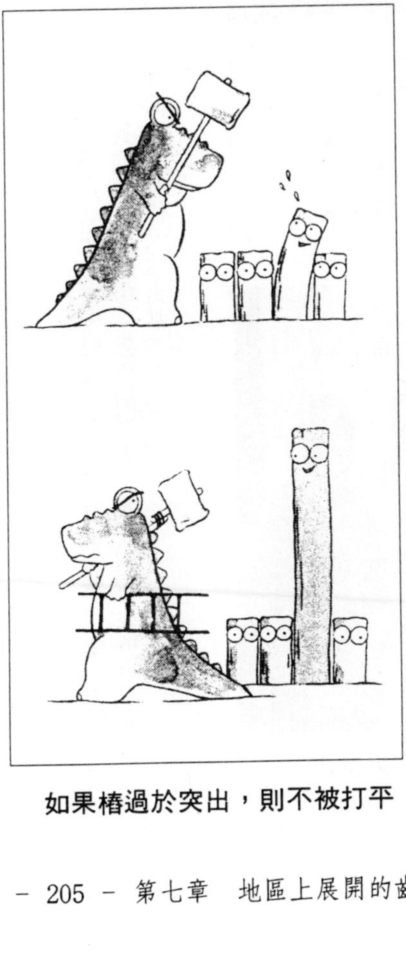

如果椿過於突出，則不被打平

韓國漢城大學白大日教授的來信

給山下先生　　一九九八年三月一日

我們將江西醫科大學訪問團（前任校長吳宣成先生、副校長朱玉芬教授）的照片隨信寄出。我們和中國的教授群一同渡過快樂的交流時間，我們非常感謝山下先生的努力，讓我們有此機會對韓國、日本和中國的口腔衛生保健之發展的國際共同事業有偉大的貢獻。

白大日

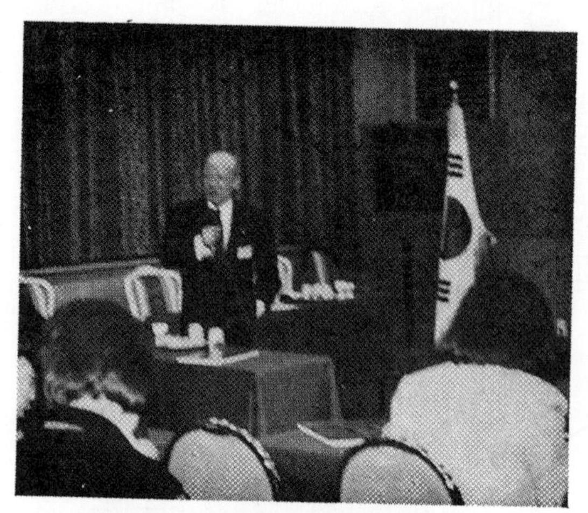

1998年江西醫科大學前校長
吳宣成先生參加韓國漢城學會

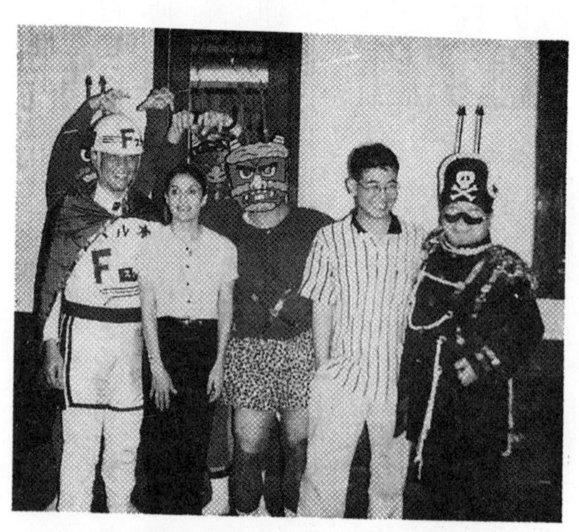

1998年由六個國家所組成的氟素劇團
爲中國江西醫科大學校長所主辦的歡迎會

第八章

今後我們應該推行的方向

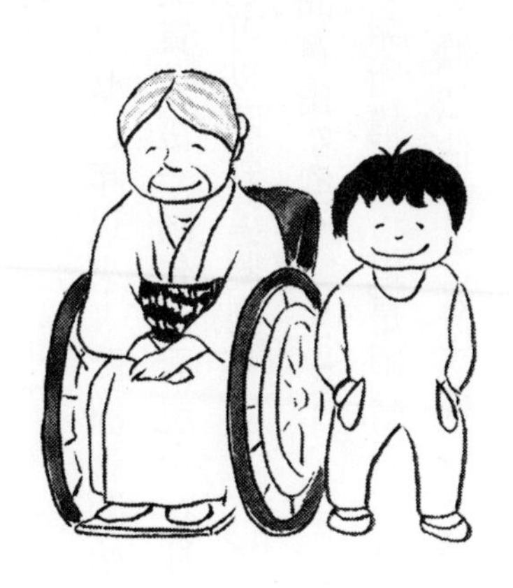

表⑩ 生活品質構成之要素

〈生活品質的三大要素〉

safety……健康、安全

amenty……環境的舒適性、魅力

community……人際溝通的人際因素

〈高度生活品質的支持基礎〉

經濟……經濟性、效率性

科技……技術水準

(1) 提升生活品質

表現人類幸福的時代被稱爲「量轉移爲質的時代」已相當長久，那麼，其生活品質（quality of life）如何呢?·幸福的目標之一是衣食住行各方面能被達成，是享受豐富物質的時代。

自從一九七〇年以來，歐洲就開始使用「生活品質」這一詞句，而現今在種種場合之中也可以聽到這個詞語。

生活品質由safety、amenty、community三大要素所構成，這是眼睛看不到的部分，所以無法估計，是一種心（精神上）的滿足。

當然，高度的生活品質必須有經濟上

的依靠，所以必須維持與提升經濟力和高度科技（技術）。

健康是我們「提升生活品質的最大因素」，從前罹患疾病時，有治療費就醫才是一個幸福的事，今天則是以不罹患疾病爲最大的幸福。在齒科方面進行預防保健的工作，並且能夠以一生之中都擁有自己的牙齒來就食最爲快樂，這才是目前世界上許多個國家提升生活品質的目標。情況演變至今日，人們對於齒科的概念，也有了相當大的變化。

(2) 在信賴中生活

齒科醫師在日本境內相當被禮遇，首先，在保險收入方面，沒有課徵其營利稅，同時，擔任牙醫公會的幹部或校醫容易獲得勳章，原因在於爲國民承擔公共責任。

但是，這是眞實的情況嗎？齒科醫師被稱爲「醫師」，而其助理被稱爲技士或護士。「士」意謂著技士，「師」則擁有關懷病患的成分。

但是，日本的齒科醫師是口腔的修理者（技士），並沒有擔任值得獲得勳章的公共責任；因此，只能稱爲「齒科醫士」而已。

可是，美國對於「齒科醫師」的信賴度相當高，依據一九九四年的蓋洛普調查指出，齒科醫師高達第三位：下面來介紹「職業別，信賴度調查前六名」，第一名藥劑師，第二名牧師神父，第三名齒科醫師，第四名大學教授，第五名技師，第六名醫師。如果在日本有相同的調查，則日本的齒科醫師之位置不知座落何處。

在美國方面，齒科醫師對於預防的積極活動歷史值得大衆肯定，至少，他們沒有「預防活動會影響齒科醫師的生活」等的日本人觀念與不負責任之發言。大學、研究所、行政方面齒科關係者與美國牙醫公會對於積極地努力，積極地普及化自來水氟化、給予國民正確的資訊，其成果也爲市民所周知，所以獲得市民對於齒科醫師的信賴與穩固的尊敬。

齒科醫師在地區上，依靠治療牙齒來獲得生活食糧的解決。而爲了獲得市民的感謝與信賴，眞心的關心市民的齲齒預防事宜；並且學習對於市民，應該懷抱著提供正確資訊的責任。

現今我們強烈地要求，行政單位與對市民健康有重大責任的組織團體一起合作，積極地展開公共衛生活動，認爲「最大的不健康就是對健康進行逃避的行動」。作者們也強烈地期望「負責任的齒科醫師」能夠持續地推行齒科預防活動。

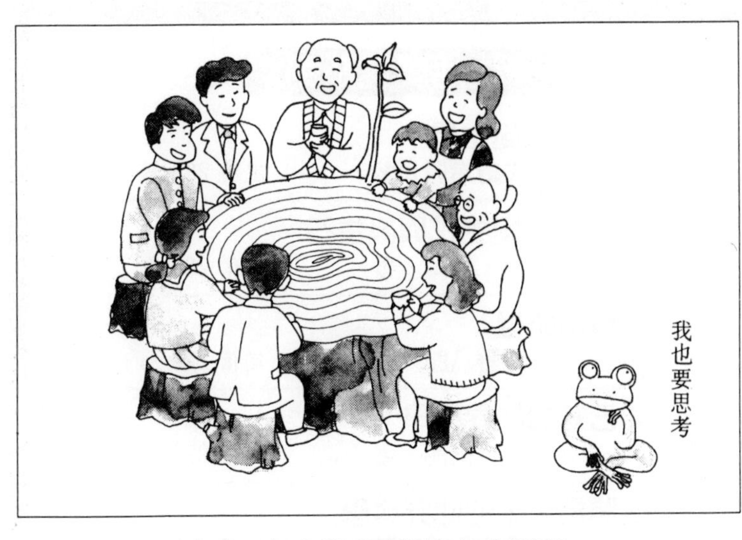

大家一起來思考地區的健康問題

後 記

首先，謝謝您閱讀到最後部分。現在，我要再回歸到原點和各位一起來探討健康問題。

希望大家能夠有所理解與支援。

如果，對於內容有所質疑，請以信件或電子郵件連絡：

E－mail fluoride@sun－net.ne.jp

山下齒科

〒889－1901

地址：日本國宮崎縣北諸縣郡三股町樺山4672－240

大展出版社有限公司
品冠文化出版社

圖書目錄

地址：台北市北投區(石牌)
致遠一路二段 12 巷 1 號
郵撥：0166955～1
電話：(02)28236031
28236033
傳真：(02)28272069

・法律專欄連載・電腦編號 58

台大法學院 法律學系／策劃
法律服務社／編著

1. 別讓您的權利睡著了 ① 200 元
2. 別讓您的權利睡著了 ② 200 元

・秘傳占卜系列・電腦編號 14

1. 手相術	淺野八郎著	180 元
2. 人相術	淺野八郎著	180 元
3. 西洋占星術	淺野八郎著	180 元
4. 中國神奇占卜	淺野八郎著	150 元
5. 夢判斷	淺野八郎著	150 元
6. 前世、來世占卜	淺野八郎著	150 元
7. 法國式血型學	淺野八郎著	150 元
8. 靈感、符咒學	淺野八郎著	150 元
9. 紙牌占卜學	淺野八郎著	150 元
10. ESP 超能力占卜	淺野八郎著	150 元
11. 猶太數的秘術	淺野八郎著	150 元
12. 新心理測驗	淺野八郎著	160 元
13. 塔羅牌預言秘法	淺野八郎著	200 元

・趣味心理講座・電腦編號 15

1. 性格測驗① 探索男與女	淺野八郎著	140 元
2. 性格測驗② 透視人心奧秘	淺野八郎著	140 元
3. 性格測驗③ 發現陌生的自己	淺野八郎著	140 元
4. 性格測驗④ 發現你的真面目	淺野八郎著	140 元
5. 性格測驗⑤ 讓你們吃驚	淺野八郎著	140 元
6. 性格測驗⑥ 洞穿心理盲點	淺野八郎著	140 元
7. 性格測驗⑦ 探索對方心理	淺野八郎著	140 元
8. 性格測驗⑧ 由吃認識自己	淺野八郎著	160 元
9. 性格測驗⑨ 戀愛知多少	淺野八郎著	160 元

10. 性格測驗⑩ 由裝扮瞭解人心　淺野八郎著　160元
11. 性格測驗⑪ 敲開內心玄機　淺野八郎著　140元
12. 性格測驗⑫ 透視你的未來　淺野八郎著　160元
13. 血型與你的一生　淺野八郎著　160元
14. 趣味推理遊戲　淺野八郎著　160元
15. 行為語言解析　淺野八郎著　160元

・婦 幼 天 地・電腦編號 16

1. 八萬人減肥成果　黃靜香譯　180元
2. 三分鐘減肥體操　楊鴻儒譯　150元
3. 窈窕淑女美髮秘訣　柯素娥譯　130元
4. 使妳更迷人　成　玉譯　130元
5. 女性的更年期　官舒妍編譯　160元
6. 胎內育兒法　李玉瓊編譯　150元
7. 早產兒袋鼠式護理　唐岱蘭譯　200元
8. 初次懷孕與生產　婦幼天地編譯組　180元
9. 初次育兒 12 個月　婦幼天地編譯組　180元
10. 斷乳食與幼兒食　婦幼天地編譯組　180元
11. 培養幼兒能力與性向　婦幼天地編譯組　180元
12. 培養幼兒創造力的玩具與遊戲　婦幼天地編譯組　180元
13. 幼兒的症狀與疾病　婦幼天地編譯組　180元
14. 腿部苗條健美法　婦幼天地編譯組　180元
15. 女性腰痛別忽視　婦幼天地編譯組　150元
16. 舒展身心體操術　李玉瓊編譯　130元
17. 三分鐘臉部體操　趙薇妮著　160元
18. 生動的笑容表情術　趙薇妮著　160元
19. 心曠神怡減肥法　川津祐介著　130元
20. 內衣使妳更美麗　陳玄茹譯　130元
21. 瑜伽美姿美容　黃靜香編著　180元
22. 高雅女性裝扮學　陳珮玲譯　180元
23. 蠶糞肌膚美顏法　坂梨秀子著　160元
24. 認識妳的身體　李玉瓊譯　160元
25. 產後恢復苗條體態　居理安・芙萊喬著　200元
26. 正確護髮美容法　山崎伊久江著　180元
27. 安琪拉美姿養生學　安琪拉蘭斯博瑞著　180元
28. 女體性醫學剖析　增田豐著　220元
29. 懷孕與生產剖析　岡部綾子著　180元
30. 斷奶後的健康育兒　東城百合子著　220元
31. 引出孩子幹勁的責罵藝術　多湖輝著　170元
32. 培養孩子獨立的藝術　多湖輝著　170元
33. 子宮肌瘤與卵巢囊腫　陳秀琳編著　180元
34. 下半身減肥法　納他夏・史達賓著　180元
35. 女性自然美容法　吳雅菁編著　180元

36. 再也不發胖　池園悅太郎著　170 元
37. 生男生女控制術　中垣勝裕著　220 元
38. 使妳的肌膚更亮麗　楊　皓編著　170 元
39. 臉部輪廓變美　芝崎義夫著　180 元
40. 斑點、皺紋自己治療　高須克彌著　180 元
41. 面皰自己治療　伊藤雄康著　180 元
42. 隨心所欲瘦身冥想法　原久子著　180 元
43. 胎兒革命　鈴木丈織著　180 元
44. NS 磁氣平衡法塑造窈窕奇蹟　古屋和江著　180 元
45. 享瘦從腳開始　山田陽子著　180 元
46. 小改變瘦 4 公斤　宮本裕子著　180 元
47. 軟管減肥瘦身　高橋輝男著　180 元
48. 海藻精神秘美容法　劉名揚編著　180 元
49. 肌膚保養與脫毛　鈴木真理著　180 元
50. 10 天減肥 3 公斤　彤雲編輯組　180 元
51. 穿出自己的品味　西村玲子著　280 元
52. 小孩髮型設計　李芳黛譯　250 元

・青 春 天 地・電腦編號 17

1. A 血型與星座　柯素娥編譯　160 元
2. B 血型與星座　柯素娥編譯　160 元
3. O 血型與星座　柯素娥編譯　160 元
4. AB 血型與星座　柯素娥編譯　120 元
5. 青春期性教室　呂貴嵐編譯　130 元
7. 難解數學破題　宋釗宜編譯　130 元
9. 小論文寫作秘訣　林顯茂編譯　120 元
11. 中學生野外遊戲　熊谷康編著　120 元
12. 恐怖極短篇　柯素娥編譯　130 元
13. 恐怖夜話　小毛驢編譯　130 元
14. 恐怖幽默短篇　小毛驢編譯　120 元
15. 黑色幽默短篇　小毛驢編譯　120 元
16. 靈異怪談　小毛驢編譯　130 元
17. 錯覺遊戲　小毛驢編著　130 元
18. 整人遊戲　小毛驢編著　150 元
19. 有趣的超常識　柯素娥編譯　130 元
20. 哦！原來如此　林慶旺編譯　130 元
21. 趣味競賽 100 種　劉名揚編譯　120 元
22. 數學謎題入門　宋釗宜編譯　150 元
23. 數學謎題解析　宋釗宜編譯　150 元
24. 透視男女心理　林慶旺編譯　120 元
25. 少女情懷的自白　李桂蘭編譯　120 元
26. 由兄弟姊妹看命運　李玉瓊編譯　130 元
27. 趣味的科學魔術　林慶旺編譯　150 元

28. 趣味的心理實驗室	李燕玲編譯	150 元
29. 愛與性心理測驗	小毛驢編譯	130 元
30. 刑案推理解謎	小毛驢編譯	180 元
31. 偵探常識推理	小毛驢編譯	180 元
32. 偵探常識解謎	小毛驢編譯	130 元
33. 偵探推理遊戲	小毛驢編譯	180 元
34. 趣味的超魔術	廖玉山編著	150 元
35. 趣味的珍奇發明	柯素娥編著	150 元
36. 登山用具與技巧	陳瑞菊編著	150 元
37. 性的漫談	蘇燕謀編著	180 元
38. 無的漫談	蘇燕謀編著	180 元
39. 黑色漫談	蘇燕謀編著	180 元
40. 白色漫談	蘇燕謀編著	180 元

・健康天地・電腦編號 18

1. 壓力的預防與治療	柯素娥編譯	130 元
2. 超科學氣的魔力	柯素娥編譯	130 元
3. 尿療法治病的神奇	中尾良一著	130 元
4. 鐵證如山的尿療法奇蹟	廖玉山譯	120 元
5. 一日斷食健康法	葉慈容編譯	150 元
6. 胃部強健法	陳炳崑譯	120 元
7. 癌症早期檢查法	廖松濤譯	160 元
8. 老人痴呆症防止法	柯素娥編譯	130 元
9. 松葉汁健康飲料	陳麗芬編譯	130 元
10. 揉肚臍健康法	永井秋夫著	150 元
11. 過勞死、猝死的預防	卓秀貞編譯	130 元
12. 高血壓治療與飲食	藤山順豐著	180 元
13. 老人看護指南	柯素娥編譯	150 元
14. 美容外科淺談	楊啟宏著	150 元
15. 美容外科新境界	楊啟宏著	150 元
16. 鹽是天然的醫生	西英司郎著	140 元
17. 年輕十歲不是夢	梁瑞麟譯	200 元
18. 茶料理治百病	桑野和民著	180 元
19. 綠茶治病寶典	桑野和民著	150 元
20. 杜仲茶養顏減肥法	西田博著	150 元
21. 蜂膠驚人療效	瀨長良三郎著	180 元
22. 蜂膠治百病	瀨長良三郎著	180 元
23. 醫藥與生活(一)	鄭炳全著	180 元
24. 鈣長生寶典	落合敏著	180 元
25. 大蒜長生寶典	木下繁太郎著	160 元
26. 居家自我健康檢查	石川恭三著	160 元
27. 永恆的健康人生	李秀鈴譯	200 元
28. 大豆卵磷脂長生寶典	劉雪卿譯	150 元

29. 芳香療法	梁艾琳譯	160 元
30. 醋長生寶典	柯素娥譯	180 元
31. 從星座透視健康	席拉・吉蒂斯著	180 元
32. 愉悅自在保健學	野本二士夫著	160 元
33. 裸睡健康法	丸山淳士等著	160 元
34. 糖尿病預防與治療	藤田順豐著	180 元
35. 維他命長生寶典	菅原明子著	180 元
36. 維他命 C 新效果	鐘文訓編	150 元
37. 手、腳病理按摩	堤芳朗著	160 元
38. AIDS 瞭解與預防	彼得塔歇爾著	180 元
39. 甲殼質殼聚糖健康法	沈永嘉譯	160 元
40. 神經痛預防與治療	木下真男著	160 元
41. 室內身體鍛鍊法	陳炳崑編著	160 元
42. 吃出健康藥膳	劉大器編著	180 元
43. 自我指壓術	蘇燕謀編著	160 元
44. 紅蘿蔔汁斷食療法	李玉瓊編著	150 元
45. 洗心術健康秘法	竺翠萍編譯	170 元
46. 枇杷葉健康療法	柯素娥編譯	180 元
47. 抗衰血癒	楊啟宏著	180 元
48. 與癌搏鬥記	逸見政孝著	180 元
49. 冬蟲夏草長生寶典	高橋義博著	170 元
50. 痔瘡・大腸疾病先端療法	宮島伸宜著	180 元
51. 膠布治癒頑固慢性病	加瀨建造著	180 元
52. 芝麻神奇健康法	小林貞作著	170 元
53. 香煙能防止癡呆？	高田明和著	180 元
54. 穀菜食治癌療法	佐藤成志著	180 元
55. 貼藥健康法	松原英多著	180 元
56. 克服癌症調和道呼吸法	帶津良一著	180 元
57. B 型肝炎預防與治療	野村喜重郎著	180 元
58. 青春永駐養生導引術	早島正雄著	180 元
59. 改變呼吸法創造健康	原久子著	180 元
60. 荷爾蒙平衡養生秘訣	出村博著	180 元
61. 水美肌健康法	井戶勝富著	170 元
62. 認識食物掌握健康	廖梅珠編著	170 元
63. 痛風劇痛消除法	鈴木吉彥著	180 元
64. 酸莖菌驚人療效	上田明彥著	180 元
65. 大豆卵磷脂治現代病	神津健一著	200 元
66. 時辰療法—危險時刻凌晨 4 時	呂建強等著	180 元
67. 自然治癒力提升法	帶津良一著	180 元
68. 巧妙的氣保健法	藤平墨子著	180 元
69. 治癒 C 型肝炎	熊田博光著	180 元
70. 肝臟病預防與治療	劉名揚編著	180 元
71. 腰痛平衡療法	荒井政信著	180 元
72. 根治多汗症、狐臭	稻葉益巳著	220 元

73. 40 歲以後的骨質疏鬆症	沈永嘉譯	180 元
74. 認識中藥	松下一成著	180 元
75. 認識氣的科學	佐佐木茂美著	180 元
76. 我戰勝了癌症	安田伸著	180 元
77. 斑點是身心的危險信號	中野進著	180 元
78. 艾波拉病毒大震撼	玉川重德著	180 元
79. 重新還我黑髮	桑名隆一郎著	180 元
80. 身體節律與健康	林博史著	180 元
81. 生薑治萬病	石原結實著	180 元
82. 靈芝治百病	陳瑞東著	180 元
83. 木炭驚人的威力	大槻彰著	200 元
84. 認識活性氧	井土貴司著	180 元
85. 深海鮫治百病	廖玉山編著	180 元
86. 神奇的蜂王乳	井上丹治著	180 元
87. 卡拉 OK 健腦法	東潔著	180 元
88. 卡拉 OK 健康法	福田伴男著	180 元
89. 醫藥與生活㈡	鄭炳全著	200 元
90. 洋蔥治百病	宮尾興平著	180 元
91. 年輕 10 歲快步健康法	石塚忠雄著	180 元
92. 石榴的驚人神效	岡本順子著	180 元
93. 飲料健康法	白鳥早奈英著	180 元
94. 健康棒體操	劉名揚編譯	180 元
95. 催眠健康法	蕭京凌編著	180 元
96. 鬱金（美王）治百病	水野修一著	180 元
97. 醫藥與生活㈢	鄭炳全著	200 元

・實用女性學講座・電腦編號 19

1. 解讀女性內心世界	島田一男著	150 元
2. 塑造成熟的女性	島田一男著	150 元
3. 女性整體裝扮學	黃靜香編著	180 元
4. 女性應對禮儀	黃靜香編著	180 元
5. 女性婚前必修	小野十傳著	200 元
6. 徹底瞭解女人	田口二州著	180 元
7. 拆穿女性謊言 88 招	島田一男著	200 元
8. 解讀女人心	島田一男著	200 元
9. 俘獲女性絕招	志賀貢著	200 元
10. 愛情的壓力解套	中村理英子著	200 元
11. 妳是人見人愛的女孩	廖松濤編著	200 元

・校園系列・電腦編號 20

1. 讀書集中術	多湖輝著	180 元

2. 應考的訣竅	多湖輝著	150 元
3. 輕鬆讀書贏得聯考	多湖輝著	150 元
4. 讀書記憶秘訣	多湖輝著	150 元
5. 視力恢復！超速讀術	江錦雲譯	180 元
6. 讀書 36 計	黃柏松編著	180 元
7. 驚人的速讀術	鐘文訓編著	170 元
8. 學生課業輔導良方	多湖輝著	180 元
9. 超速讀超記憶法	廖松濤編著	180 元
10. 速算解題技巧	宋釗宜編著	200 元
11. 看圖學英文	陳炳崑編著	200 元
12. 讓孩子最喜歡數學	沈永嘉譯	180 元
13. 催眠記憶術	林碧清譯	180 元
14. 催眠速讀術	林碧清譯	180 元
15. 數學式思考學習法	劉淑錦譯	200 元
16. 考試憑要領	劉孝暉著	180 元
17. 事半功倍讀書法	王毅希著	200 元
18. 超金榜題名術	陳蒼杰譯	200 元
19. 靈活記憶術	林耀慶編著	180 元

・實用心理學講座・電腦編號 21

1. 拆穿欺騙伎倆	多湖輝著	140 元
2. 創造好構想	多湖輝著	140 元
3. 面對面心理術	多湖輝著	160 元
4. 偽裝心理術	多湖輝著	140 元
5. 透視人性弱點	多湖輝著	140 元
6. 自我表現術	多湖輝著	180 元
7. 不可思議的人性心理	多湖輝著	180 元
8. 催眠術入門	多湖輝著	150 元
9. 責罵部屬的藝術	多湖輝著	150 元
10. 精神力	多湖輝著	150 元
11. 厚黑說服術	多湖輝著	150 元
12. 集中力	多湖輝著	150 元
13. 構想力	多湖輝著	150 元
14. 深層心理術	多湖輝著	160 元
15. 深層語言術	多湖輝著	160 元
16. 深層說服術	多湖輝著	180 元
17. 掌握潛在心理	多湖輝著	160 元
18. 洞悉心理陷阱	多湖輝著	180 元
19. 解讀金錢心理	多湖輝著	180 元
20. 拆穿語言圈套	多湖輝著	180 元
21. 語言的內心玄機	多湖輝著	180 元
22. 積極力	多湖輝著	180 元

・超現實心理講座・電腦編號 22

1.	超意識覺醒法	詹蔚芬編譯	130 元
2.	護摩秘法與人生	劉名揚編譯	130 元
3.	秘法！超級仙術入門	陸明譯	150 元
4.	給地球人的訊息	柯素娥編著	150 元
5.	密教的神通力	劉名揚編著	130 元
6.	神秘奇妙的世界	平川陽一著	200 元
7.	地球文明的超革命	吳秋嬌譯	200 元
8.	力量石的秘密	吳秋嬌譯	180 元
9.	超能力的靈異世界	馬小莉譯	200 元
10.	逃離地球毀滅的命運	吳秋嬌譯	200 元
11.	宇宙與地球終結之謎	南山宏著	200 元
12.	驚世奇功揭秘	傅起鳳著	200 元
13.	啟發身心潛力心象訓練法	栗田昌裕著	180 元
14.	仙道術遁甲法	高藤聰一郎著	220 元
15.	神通力的秘密	中岡俊哉著	180 元
16.	仙人成仙術	高藤聰一郎著	200 元
17.	仙道符咒氣功法	高藤聰一郎著	220 元
18.	仙道風水術尋龍法	高藤聰一郎著	200 元
19.	仙道奇蹟超幻像	高藤聰一郎著	200 元
20.	仙道鍊金術房中法	高藤聰一郎著	200 元
21.	奇蹟超醫療治癒難病	深野一幸著	220 元
22.	揭開月球的神秘力量	超科學研究會	180 元
23.	西藏密教奧義	高藤聰一郎著	250 元
24.	改變你的夢術入門	高藤聰一郎著	250 元
25.	21 世紀拯救地球超技術	深野一幸著	250 元

・養 生 保 健・電腦編號 23

1.	醫療養生氣功	黃孝寬著	250 元
2.	中國氣功圖譜	余功保著	250 元
3.	少林醫療氣功精粹	井玉蘭著	250 元
4.	龍形實用氣功	吳大才等著	220 元
5.	魚戲增視強身氣功	宮　嬰著	220 元
6.	嚴新氣功	前新培金著	250 元
7.	道家玄牝氣功	張　章著	200 元
8.	仙家秘傳袪病功	李遠國著	160 元
9.	少林十大健身功	秦慶豐著	180 元
10.	中國自控氣功	張明武著	250 元
11.	醫療防癌氣功	黃孝寬著	250 元
12.	醫療強身氣功	黃孝寬著	250 元
13.	醫療點穴氣功	黃孝寬著	250 元

14. 中國八卦如意功	趙維漢著	180 元
15. 正宗馬禮堂養氣功	馬禮堂著	420 元
16. 秘傳道家筋經內丹功	王慶餘著	280 元
17. 三元開慧功	辛桂林著	250 元
18. 防癌治癌新氣功	郭　林著	180 元
19. 禪定與佛家氣功修煉	劉天君著	200 元
20. 顛倒之術	梅自強著	360 元
21. 簡明氣功辭典	吳家駿編	360 元
22. 八卦三合功	張全亮著	230 元
23. 朱砂掌健身養生功	楊永著	250 元
24. 抗老功	陳九鶴著	230 元
25. 意氣按穴排濁自療法	黃啟運編著	250 元
26. 陳式太極拳養生功	陳正雷著	200 元
27. 健身祛病小功法	王培生著	200 元
28. 張式太極混元功	張春銘著	250 元
29. 中國璇密功	羅琴編著	250 元

・社會人智囊・電腦編號 24

1. 糾紛談判術	清水增三著	160 元
2. 創造關鍵術	淺野八郎著	150 元
3. 觀人術	淺野八郎著	180 元
4. 應急詭辯術	廖英迪編著	160 元
5. 天才家學習術	木原武一著	160 元
6. 貓型狗式鑑人術	淺野八郎著	180 元
7. 逆轉運掌握術	淺野八郎著	180 元
8. 人際圓融術	澀谷昌三著	160 元
9. 解讀人心術	淺野八郎著	180 元
10. 與上司水乳交融術	秋元隆司著	180 元
11. 男女心態定律	小田晉著	180 元
12. 幽默說話術	林振輝編著	200 元
13. 人能信賴幾分	淺野八郎著	180 元
14. 我一定能成功	李玉瓊譯	180 元
15. 獻給青年的嘉言	陳蒼杰譯	180 元
16. 知人、知面、知其心	林振輝編著	180 元
17. 塑造堅強的個性	坂上肇著	180 元
18. 為自己而活	佐藤綾子著	180 元
19. 未來十年與愉快生活有約	船井幸雄著	180 元
20. 超級銷售話術	杜秀卿譯	180 元
21. 感性培育術	黃靜香編著	180 元
22. 公司新鮮人的禮儀規範	蔡媛惠譯	180 元
23. 傑出職員鍛鍊術	佐佐木正著	180 元
24. 面談獲勝戰略	李芳黛譯	180 元
25. 金玉良言撼人心	森純大著	180 元

26. 男女幽默趣典	劉華亭編著	180 元
27. 機智說話術	劉華亭編著	180 元
28. 心理諮商室	柯素娥譯	180 元
29. 如何在公司崢嶸頭角	佐佐木正著	180 元
30. 機智應對術	李玉瓊編著	200 元
31. 克服低潮良方	坂野雄二著	180 元
32. 智慧型說話技巧	沈永嘉編著	180 元
33. 記憶力、集中力增進術	廖松濤編著	180 元
34. 女職員培育術	林慶旺編著	180 元
35. 自我介紹與社交禮儀	柯素娥編著	180 元
36. 積極生活創幸福	田中真澄著	180 元
37. 妙點子超構想	多湖輝著	180 元
38. 說 NO 的技巧	廖玉山編著	180 元
39. 一流說服力	李玉瓊編著	180 元
40. 般若心經成功哲學	陳鴻蘭編著	180 元
41. 訪問推銷術	黃靜香編著	180 元
42. 男性成功秘訣	陳蒼杰編著	180 元
43. 笑容、人際智商	宮川澄子著	180 元
44. 多湖輝的構想工作室	多湖輝著	200 元
45. 名人名語啟示錄	喬家楓著	180 元
46. 口才必勝術	黃柏松編著	220 元
47. 能言善道的說話術	章智冠編著	180 元
48. 改變人心成為贏家	多湖輝著	200 元
49. 說服的ＩＱ	沈永嘉譯	200 元
50. 提升腦力超速讀術	齊藤英治著	200 元
51. 操控對手百戰百勝	多湖輝著	200 元
52. 面試成功戰略	柯素娥編著	200 元
53. 摸透男人心	劉華亭編著	180 元
54. 撼動人心優勢口才	龔伯牧編著	180 元

・精 選 系 列・電腦編號 25

1. 毛澤東與鄧小平	渡邊利夫等著	280 元
2. 中國大崩裂	江戶介雄著	180 元
3. 台灣・亞洲奇蹟	上村幸治著	220 元
4. 7-ELEVEN 高盈收策略	國友隆一著	180 元
5. 台灣獨立（新・中國日本戰爭一）	森詠著	200 元
6. 迷失中國的末路	江戶雄介著	220 元
7. 2000 年 5 月全世界毀滅	紫藤甲子男著	180 元
8. 失去鄧小平的中國	小島朋之著	220 元
9. 世界史爭議性異人傳	桐生操著	200 元
10. 淨化心靈享人生	松濤弘道著	220 元
11. 人生心情診斷	賴藤和寬著	220 元
12. 中美大決戰	檜山良昭著	220 元

國家圖書館出版品預行編目資料

與齲齒訣別/山下文夫、田浦勝彥、木村年秀；楊鴻儒譯
——初版，——臺北市，大展，2000〔民89〕
面；21公分，——（家庭醫學保健；61）
譯自：むし歯キッパリ別れる本
ISBN 957-468-003-7（平裝）
1.齲齒
416.942 89006372

原　書　名：むし歯キッパリ別れる本
原著作者：山下文夫、田浦勝彥、木村年秀

原出版者：株式會社　早稻田出版
版權仲介：宏儒企業有限公司

與齲齒訣別

ISBN 957-468-003-7

原 著 者/ 山下文夫、田浦勝彥、木村年秀
編 譯 者/ 楊　鴻　儒
發 行 人/ 蔡　森　明
出 版 者/ 大展出版社有限公司
社　　址/ 台北市北投區（石牌）致遠一路2段12巷1號
電　　話/（02）28236031・28236033・2823123
傳　　真/（02）28272069
郵政劃撥/ 01669551
E－mail / dah－jaan @ms 9.tisnet.net.tw
登 記 證/ 局版臺業字第2171號
承 印 者/ 國順文具印刷行
裝　　訂/ 嶸興裝訂有限公司
排 版 者/ 弘益電腦排版有限公司
初版 1 刷/ 2000年（民89年） 7月

定　價/ 220元

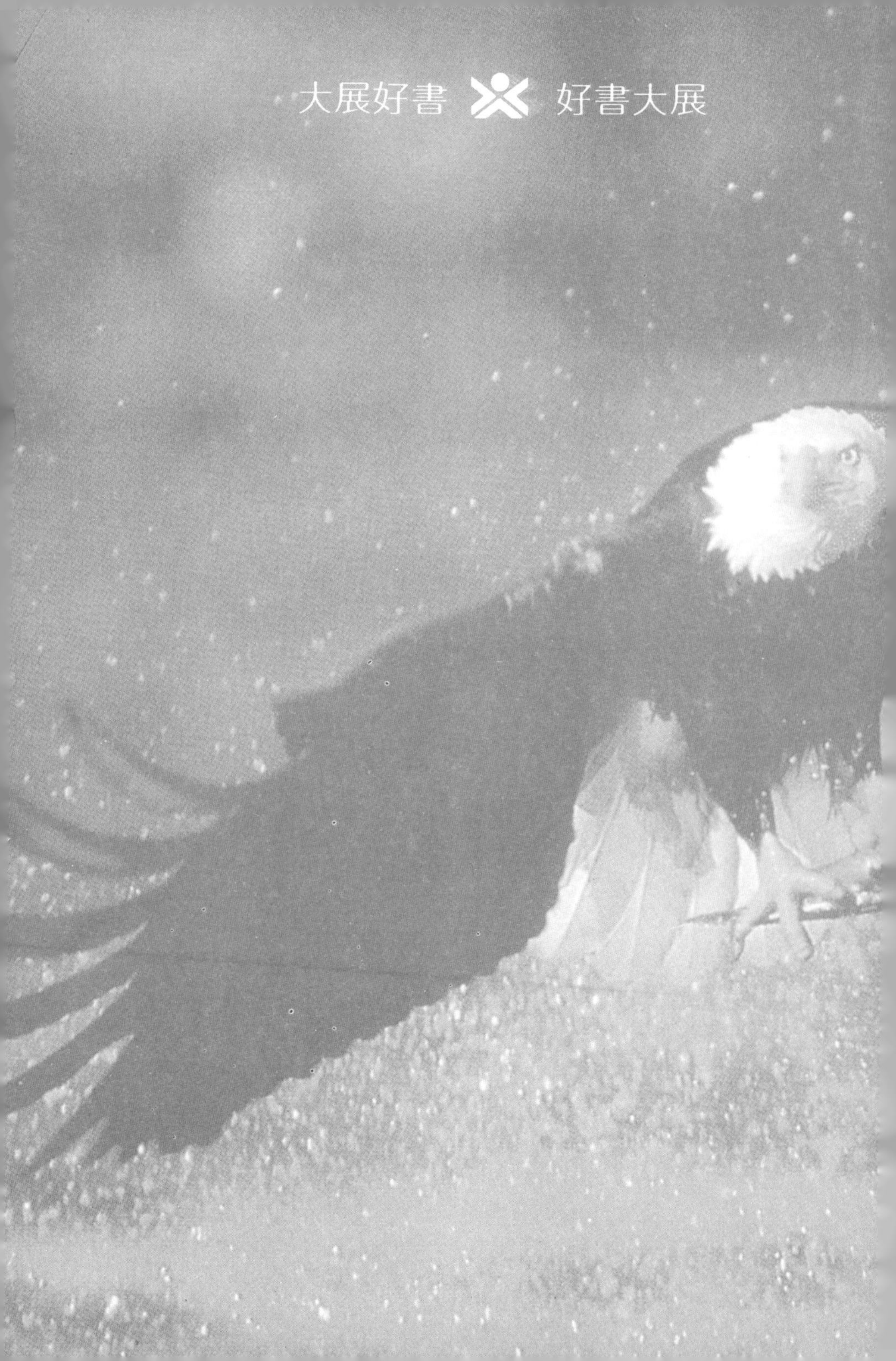
大展好書 好書大展